Dieses Buch gehört:

Hölkers kleine Küchenbibliothek

Das kleine Buch der Heilkräuter

gesammelt von
Erich Haye

verlegt von
Wolfgang Hölker

ISBN: 3-88117-401-X

Grafische Gestaltung: Rainer Eichler
Printed in Germany by Druckhaus Cramer, Greven
Buchbinderische Verarbeitung: Klemme, Bielefeld
Musterschutz angemeldet beim Amtsgericht Münster

Inhalt

Die Geschichte 6 - 17

Heute:
Die wichtigen Zehn 18 - 47

Das
Goldene Kräuter-ABC 48 - 75

Bewährte Hausmittel
in wenigen Worten 76 - 91

Heilkräuter –
selbst gezogen 92 - 119

Die Geschichte

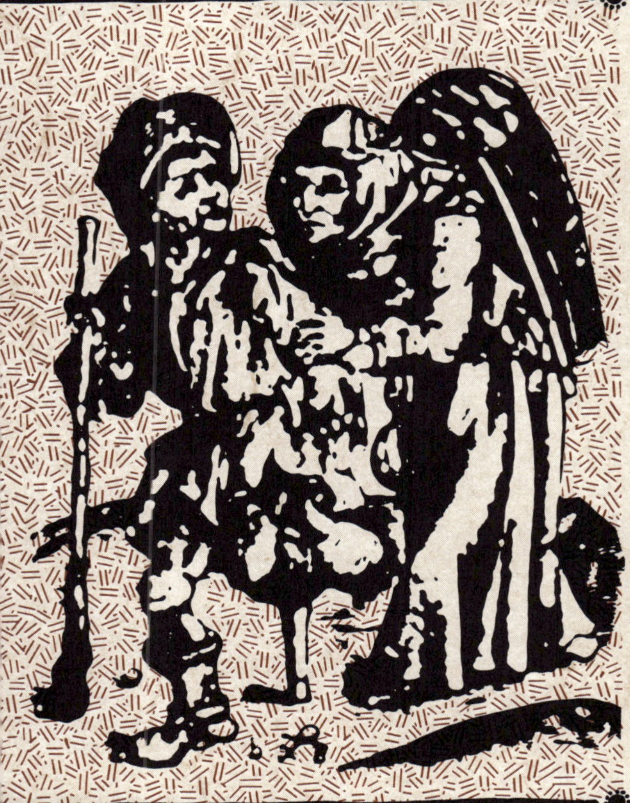

„Hilf dir selbst, so hilft dir Gott!“ lautet eine alte Bauernregel. Sie hat sich selbst in Wechselfällen des alltäglichen Lebens bewährt.

Benjamin Franklin beispielsweise wurden in jungen Jahren beim Verkaufen des von ihm erfundenen Blitzableiters ausgerechnet am unpassenden Orte die Knie schwach. Und das kam so:

Der gleiche Eifer, mit dem er gewöhnlich für aufklärerische Gedanken vor seinen Mitbürgern zu streiten pflegte, verführte Franklin dazu, während einer Demonstration seines Gerätes in solche Heftigkeit zu verfallen, daß ihm schwarz vor Augen wurde. Der bis dahin überzeugte Vegetarier fiel vom Dache, beschloß, als er wieder bei sich war, sich selbst zu helfen und von der bisherigen Kost abzulassen, aß von Stund an Fleisch, dachte konservativ – und wurde einer der bedeutendsten Staatsmänner Amerikas.

Eine ähnliche, schicksalsbestimmte Geschichte findet sich auch zu Beginn der schriftlichen Bekundung von Selbstheilungen durch Kräuter in unseren Landen. Wie gesagt, es geht dabei um „Schriftwerk“, wenn nicht gar um „Knüpfwerk“! Denn ebenso, wie die Naturheilkunde an uralte Erfahrungen anknüpft, ist eine ihrer ältesten deutschen Legenden im wahrsten Sinne des Wortes aus vielen Fäden zusammengesponnen und handgearbeitet. Begeben wir uns dazu zurück in das Jahr 904 nach Christi Geburt.

Die erste schriftliche Kräuter-Legende

Da kehrt ein Ritter, arg vom Zipperlein geplagt, dazu noch einer, von dem man bis zum heutigen Tage nicht so recht weiß, wo genau er sich damals herumgetrieben hatte (Krieg war gerade mal keiner), in die heimischen Kemenaten zurück. Rückkehr ist eigentlich ein viel zu großes Wort. Denn, als man ihn vom Pferde gehoben und seiner Rüstung entledigt hatte, kroch er mehr, als daß er ging. Und doch verdanken wir diesem Umstand die Stiftung eines Klosters und eine fromme Legende dazu, geknüpft und gestickt in einen wunderfeinen Wandteppich, den man in eben diesem Kloster, Fischbeck bei Hameln an der Weser, besichtigen kann. Die Klingel, die Einlaß verschafft, befindet sich reichlich hoch oben an der Pforte . . . Nun – bleiben wir bei unserem Ritter. Sein treusorgendes Weib, Heimburga mit Namen, richtete ihm als erstes den Badezuber mit eigener Hand. Sie ließ es dabei an lindernden Kräutlein nicht fehlen. Das hatte sie schließlich von der Großmutter, Gott hab' sie selig, gelernt. Als dann aber der Abgeschlaffte nach vielem Gestöhne endlich im Wasser saß und sich einen Heiltrunk in großen Zügen einverleibte, schwanden ihm zunächst einmal die Sinne. Die edle Frau sank jammernd in die Knie. Hatte sie sich in der Botanik vergriffen?

Doch er Gute kam wieder zu sich. Ihn plagte jetzt kein Schmerz mehr, dafür aber der Zorn. Wütend schalt er sein Ehegespons eine Giftmischerin. Da half kein Flehen und kein Jammern: Ein Gottesurteil sollte her. Hatte der schnöde Kerl unterwegs etwas Besseres gefunden und kam ihm der Anlaß, sich auf diese Weise seiner Alten zu entledigen, etwa gelegen? War sein ganzes Verhalten unter Umständen nicht berechnetes Theater gewesen? Wir wissen's nicht.

Gesagt – getan. Ein Reisighaufen war rasch aufgetürmt. Hoch loderten die Flammen. Heimburga mußte hindurch. Wie durch ein Wunder blieb sie unversehrt. Das Volk jubelte. Es mochte die edle Frau.

Nicht so unser Ritter. Seine Miene hellte sich erst wieder auf, als er am Rocksaum des Weibes ein klitzekleines Löchlein fand, eingesengt von einem hochstiebenden Funken. Er forderte ein zweites Mal Gottes Gericht, wie sehr die Leute auch murren mochten. Schließlich war er der Herr über Leben und Tod.

Diesmal wollte er wohl auf Nummer Sicher gehen. Er wählte die Wagen-Probe. Sie hatte noch keiner aus der Gegend lebend überstanden. Die wildesten Rösser weit und breit wurden herbeigeschafft und vor einen Wagen geschirrt, auf dem Heimburga mit einer ihr treu ergebenen Dienerin zuvor festgebunden worden war.

Unter Peitschengeknalle ging die bedrohliche Fahrt auf einen Abhang zu. Die Leute weinten, denn sie hatten den sicheren Tod der beiden Frauen vor Augen. Was aber geschah? Die rasenden Tiere, den Hieben ihrer Treiber soeben entronnen, hielten im Dahinstürmen ein, trabten ruhig an einen Bach, tranken sich voll und begaben sich gemächlich zu Tal, wo man die Frauen, noch zitternd vor Angst, vom Gefährt herunterhob.

Ein drittes Mal ging wohl schlecht – und die eheliche Gemeinschaft war natürlich auch zum Teufel. Heimburga packte ihre Sachen, ließ sich das Eingebrachte und den Zugewinn auszahlen, stiftete davon das Kloster und erwarb von Kaiser Otto obendrein einen Schutzbrief; denn sie hatte das Mannsvolk ja nun so richtig kennengelernt.

Kaum standen die Bauten, was tat sie da? Sie knüpfte mit ihren Nonnen das Erlebte samt der wunderbaren Rettung in einen Wandteppich ein – und seither wissen wir also, daß Heilkräuter nicht nur schwach machen, sondern selbst da noch helfen können, wo eine Situation ganz und gar ausweglos erscheint. Nur muß man eben wissen, wie.

Es ist alles schon mal dagewesen

Natürlich läßt der Hergang der Heilkräuter-Story Deutungen in mehrfacher Hinsicht zu.

Da gibt es zunächst einmal eine Bestätigung dafür, daß alles schon einmal dagewesen ist. Denn wenn moderne Psychoanalytiker nach dem täglichen Morgengesang „Geh aus mein Herz und suche Freud“ daran gehen, bei ihren Patienten bedrückende seelische Erlebnisse dadurch zu heilen, daß diese in allen Einzelheiten wiederholend noch einmal durchlebt werden, was tun sie dann eigentlich anderes, als Heimburga vor nun schon fast 1000 Jahren tat, indem sie Gottesgericht und wundersame Errettung zu einem Teppich verarbeitete?

Dann ist da die Sache mit den Heilkräutern im Badewasser. Welche Kräuter mögen es gewesen sein? Die Vermutung liegt nahe, daß Heimburga Rosenblätter nahm – denn Rosen waren um diese Zeit, eben aus dem Orient eingeführt, nicht nur etwas Neues, sondern man schrieb ihnen darüber hinaus allerlei Kräfte zu.

Entsprechende Heilanzeigen bei Rheuma und Arthritis finden sich beispielsweise bei Maimonides. Dessen „Regimen Sanitas“ weist u.a. folgende Zubereitung für die Herstellung von Rosen-Medizin auf:

„Man nehme einen Liter sehr starken Weinessigs, tue 100 frische Rosenblätter hinein und stelle dasselbe einen Tag in die Sonne. Nächsten Tages presse man die Rosen heraus und gebe in den zurückbleibenden Rosenessig wiederum Rosenblätter, gleich der Zahl der ersten. So wechsele man 40 Tage lang jeden Tag die Rosenblätter. Dann mache man aus dem Ganzen einen Sirup, indem man zu jedem gesättigten Liter Honigwasser 3 Unzen von diesem Essig gibt."

Einer anderen Zubereitung, zu der man 20 frische Rosenblüten nimmt, wird nachgesagt, sie kräftige alle Organe allgemein, vor allem aber das Herz und den Magen, verlangsame den Prozeß des Altwerdens, mache den Schleim dünnflüssig, hindere die Gase an ihrem Aufsteigen zum Gehirn, stärke die Kraft der Sinnesorgane, verscheuche die Angstzustände, fördere die Manneskraft und stimme das Gemüt heiter.

Rosen gegen Rheumatismus

Wird in all diesen Rezepturen nur den Blüten der dunkelroten Rosen Heilkraft zugeschrieben, spielen in den handschriftlichen Aufzeichnungen einer Baseler Kräuterfrau aus dem vorigen Jahrhundert auch schon Blätter eine Rolle:

„Koche des abends Kartoffelschalen, lasse sie über Nacht in dem Wasser stehen, seihe es am Morgen durch und trinke das Wasser nüchtern. Sodann werfe eine Handvoll von den grünen Blättern der Rose und eine zweite Handvoll von ihren Blüten in das Badewasser, so heiß wie nur möglich bereitet, rühre fleißig um und begieb dich hinein, sobald es erträglich geworden. Dies wiederhole an vielen Morgenden. Das Reißen in deinen Gliedern wird nachlassen, wenn nicht sogar ganz verschwinden."

Es versteht sich wohl von selber, daß man für diese Art der Zubereitung nur Blätter und Blüten der echten (also wohlriechenden) Rose nimmt, und auch nur von solchen Büschen, die nicht durch chemische Spritzmittel oder treibende, künstliche Düngung um ihre balsamische Wirkung gebracht worden sind.

Nun – auf die später seliggesprochene Heilige Heimburga folgte 100 Jahre später Hildegard von Bingen, die große „Mutter" der deutschen Volksheilkunde, und von da an waren es meist Frauen, denen das Wissen von geheimnisvollen Kräften der Pflanzen zugeschrieben wurde.

Oft war das Heilen-Wollen ein nicht ungefährliches Geschäft. Mittelalterliche Hexenprotokolle lassen ahnen, warum Kenntnisse in der Volksmedizin immer mehr zur Geheimlehre wurden, obwohl es keineswegs um Zauberei, sondern um uralte Erfahrung ging. Jedenfalls hatten die „Weisen Frauen“, die es mit Sicherheit in jedem Dorf gab, allen Grund, über ihr Können Stillschweigen zu bewahren.

Wer will, mag es in Charles de Costers „Ulenspiegel“ einmal nachlesen. Da wird davon berichtet, daß eine solch weise Frau aus einem flämischen Dorf, Katheline mit Namen, durch Kräuter zwar einen Ochsen, drei Schafe und ein Schwein heilte, die Kuh vom Nachbarn aber nicht habe gesund machen können. Sie wurde wegen Hexerei angeklagt, unmenschlich hart gefoltert und schließlich ward der Armen für immer der Verstand verwirrt, als man Werg (ein dürres Hanfgarn, wie die Klempner es heutzutage zum Dichten von Verschraubungen benutzen) auf ihrem Kopf anzündete. Und das alles nur, weil sie „einen Zauber auf das kranke Tier geworfen, sintemalen sie es gestreichelt, während sie ihm die Kräuter eingab, und auch mit ihm gesprochen habe, ohne Zweifel in einer teuflischen Sprache, denn eine ehrliche Christenfrau dürfe nicht mit einem Tier sprechen“.

Von der Hexerei zum Antoniusbalsam

Heilen als Geheimwissenschaft – es fällt schwer, sich heute von den Schwierigkeiten überhaupt eine Vorstellung zu machen. Unter

Kundigen wurden „Einweihungen" in die Volksmedizin oft auf seltsame Weise übermittelt und häufig auch nur lesbar für denjenigen, der von der Sache etwas „verstundt". Wie viele Menschen mögen wohl schon vor dem großartigsten Altar des Mittelalters, dem „Isenheimer Altar" von Matthias Grünewald im Museum Unterlinden in Colmar (Elsaß) gestanden haben, ohne auch nur im entferntesten zu ahnen, daß sich auf dem linken Flügel eine solche geheime Anweisung für eine im Mittelalter weitverbreitete Medizin befindet.

Zu Füßen der beiden Eremiten Antonius und Paulus hat Meister Mathis nämlich 14 Heilpflanzen mit äußerster botanischer Exaktheit dargestellt. Man nimmt an, daß aus diesen Pflanzen der Antoniusbalsam hergestellt wurde. Das Rezept dieses Balsams wurde derart geheimgehalten, daß es bis auf den heutigen Tag nicht gelungen ist, diese Medizin mit der ihr zugeschriebenen wundersamen Wirkung zu produzieren. Man kennt die Pflanzen, aber die Anweisung für ihren Gebrauch ist in den Wirren der Reformation abhanden gekommen. Welch eine Ironie der Geschichte, wäre dieser Balsam doch gerade während der Glaubenskriege von unerhörtem Nutzen gewesen, denn mit seiner Hilfe wurde ein Pflaster „gegen alle schäden und schwärenden wunden" zubereitet. Von denen gab es damals weiß Gott genug.

Anders als bei Dürers Rasenstück, wo es einen

Gelehrtenstreit um die darauf abgebildeten Kräuter gibt, ist sich die Fachwelt darüber einig, daß es sich bei Meister Mathis Darstellungen um folgende 14 Pflanzen handelt:
Großer Wegerich *(Plantago major)*, Spitzwegerich *(Plantago lanceolata)*, Dinkel *(Triticum spelta)*, Klatschmohn *(Papaver rhoeas)*, Zypergras *(Cyperus fuscus)*, Eisenkraut *(Verbena officinalis)*, Weißklee *(Trifolium repens)*, Knollenhahnenfuß *(Ranunculus bulbosus)*, Schwalbenwurz *(Cynanchum officinalis)*, Drüsenwurz *(Scrophularia aquatica)*, Kreuzenzian (*Gentiana cruciata)*, Taubnessel *(Lamium album)*, Queckengras *(Agropyron repens)* und Ehrenpreis *(Veronica chamaedrys)*.

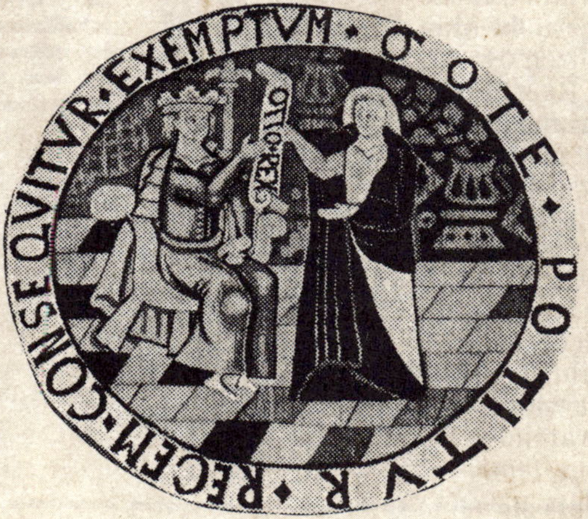

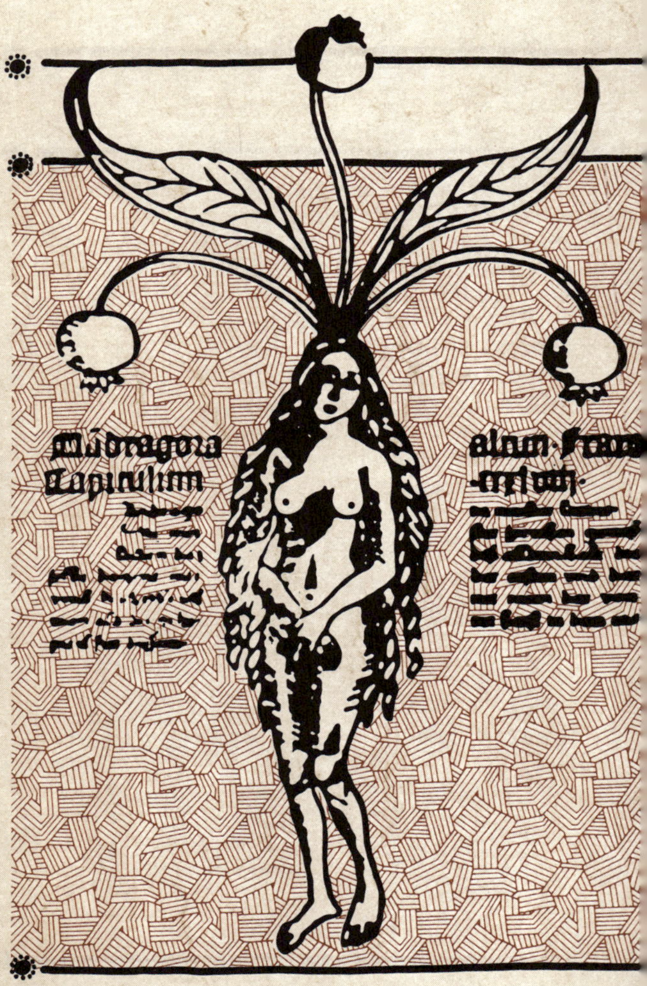

Mādragora
Capitulum

Heute: Die wichtigen Zehn

Gegenwärtig ist die Selbstbehandlung stark im Kommen. Der große britische Pflanzenheilkundige Sir Simon Mills weiß dafür auch einen Grund: „Es hat schon etwas für sich, eine Heilpflanze aus dem Garten, von der Wiese, dem Acker, ja selbst aus der Hecke zu holen, anstatt sich auf ein Chemieprodukt zu verlassen, von dem man weder die Zusammensetzung durchschaut noch über Erfahrungen hinsichtlich der Wirksamkeit verfügt." Mills gibt die Empfehlung an „Newcomer", es im Anfang mit zehn der gebräuchlichsten Heilpflanzen zu probieren. Diese „Zehn" seien zugleich gegen die hauptsächlichen Alltagsbeschwerden erprobt.

Lassen Sie uns also, seinem Rate folgend, den Meerrettich, den Knoblauch, den Löwenzahn, die Klette, die Petersilie, die Kamille, den Spitzwegerich, das Johanniskraut, die Kornblume und den Lavendel etwas näher betrachten.

Meerrettich gegen Brustleiden

Meerrettich kennt man landläufig als Küchengewürz. Der aus Westasien stammende Kreuzblütler taugt durchaus nicht nur zur Zubereitung scharfer Saucen für Rinderbrust oder kalte Platten. Als nämlich Meerrettich im 15. Jahrhundert bei uns „eingebürgert“ wurde, geschah dies nicht seiner Würzkraft wegen. Vielmehr erhoffte man sich Hilfe gegen „allerley Leibes-Noth und Gebrechlichkeit“ von ihm – zurecht, wie man heute weiß!

Ratschläge für die Anwendung:

Meerrettich wird bei Bronchial-Beschwerden eingenommen. Von einer frischen Wurzel reibt man auf einer scharfen Reibe etwa 1 cm ab, vermischt das Abgeriebene mit dem gleichen Quantum Honig. Den auf kaltem Wege gewonnenen Sirup läßt man des Abends langsam im Munde zergehen. Asthmatiker, aber auch an Bronchial-Katarrh Leidende sollten sich dies zur ständigen Gewohnheit machen. Das Naturheilmittel löst zähen Schleim und bringt bei Atembeschwerden Linderung.

Eine günstige Einwirkung auf die Organe der Luftwege läßt sich nicht nur innerlich, sondern auch durch äußerliche Anwendung erreichen: Ein feuchter Wickel, bestehend aus geriebenem Meerrettich und Wein, bei Rippenfellentzündung angelegt, wirkt meist wahre Wunder. Hierzu mischt man Weißwein mit geriebenem Meerrettich zu gleichen Teilen, streicht den Brei auf ein leinenes Tuch, unter das man zuvor ein Handtuch und ein Wolltuch gelegt hat. Dieser Brei-Wickel wird um die Brust geschlagen und mit Sicherheitsnadeln befestigt. Vorsicht: Bei dem Kranken bleiben und die Rötung beobachten! Das Zeugs brennt teuflisch. 5 bis 10 Minuten liegen lassen. Dann abnehmen. Brustkorb und Rücken schnell mit vorbereitetem Rosmarinwasser waschen – und dann wieder ab unter die warme Decke!

Sie werden sich wundern, wie schnell da einer Luft kriegt.

„Lust zu Schlafe und ehelichem Werke“

Wenn in der Volksmedizin das Wort Knoblauch fällt, denkt jeder sogleich an die vorbeugende Wirkung dieses Zwiebelgewächses gegen Arterienverkalkung und Bluthochdruck. Bei beiden Leiden ist die Anwendung – besonders in Form geruchloser Knoblauchperlen – weitverbreitet.

Frischer Knoblauch kann aber viel mehr! Nicht nur, daß er „Lust zu Schlafe und ehelichem Werke“ steigert, man will sogar wissen, daß er, zu Asche verbrannt und mit reinem Schweineschmalz und Honig verrührt, auch dort Haare wieder sprießen läßt, wo schon längst keine mehr sind.

Ferner wird seine Wirkung bei Prellungen und Quetschungen gerühmt. Knoblauchzehen werden mit einem Stampfer (noch besser: mit einem Stößel im Mörser) zerquetscht, auf ein Stück Verbandsmull messerrückendick aufgestrichen und auf die betroffenen Stellen gebracht. Die Schmerzen lassen schon nach kurzer Zeit nach und Schwellungen – immer vorausgesetzt, man hat Knoblauchzehen sofort zur Hand und braucht nicht um sie zu schicken – treten gar nicht erst auf.

In einigen Gegenden Frieslands war es früher üblich, bei jeder Art von Magendrücken in Milch gekochte Knoblauchzwiebeln zu essen. Bei Wassersucht zerschnitt man Knoblauchzwiebeln, vermischte sie mit Rosmarinblättern (frisch aus dem eigenen Kräutergarten oder auch getrocknet), kochte beides halb in Wasser, halb in Wein – und gewann auf diese Weise ein vorzügliches Hausmittel, um Wasser abzutreiben. Ich habe vor einigen Jahren noch einen alten Landarzt in Zumarum angetroffen, der regelmäßig zu dieser Anwendung riet.
Ein vorzügliches Mittel!

Abgewandelt gibt es dieses Rezept auch alkoholfrei! Knoblauch, in Wasser und Milch gekocht, hilft gegen Würmer, besonders bei Kindern. Von der Flüssigkeit nimmt man abends vor dem Zubettgehen und morgens nüchtern je 3 Eßlöffel voll.

In anderer Form wird Knoblauch bei Schwierigkeiten während des Wasserlassens angewendet. Man hackt die Zehen fein, füllt sie frisch in ein Leinensäckchen, erwärmt sie über Wasserdampf und legt die Packung auf die Blasengegend. Mit einer Wärmflasche warm halten.

Zu gleichen Teilen gemischt mit feingehacktem Weiß- oder Wirsingkohl, gewärmt mit einem Bügeleisen, so ist Knoblauch als Auflage nicht nur in der Blasen-, sondern auch in der Nierengegend wirksam.

Schließlich: Ausgepreßter Knoblauchsaft, vermischt mit gleichen Teilen Branntwein, fördert die Verdauung und „nimmet alle Schmertzen, so von Winden kommen", wie es in einem bayrischen Kräuterbüchlein heißt.

Knoblauchsaft, mit Honig eingekocht, ergibt einen Sirup gegen Husten und Halsentzündungen. Nach Belieben lutschen und so lange wiederholen, bis Schmerzen und Husten nachgelassen haben.

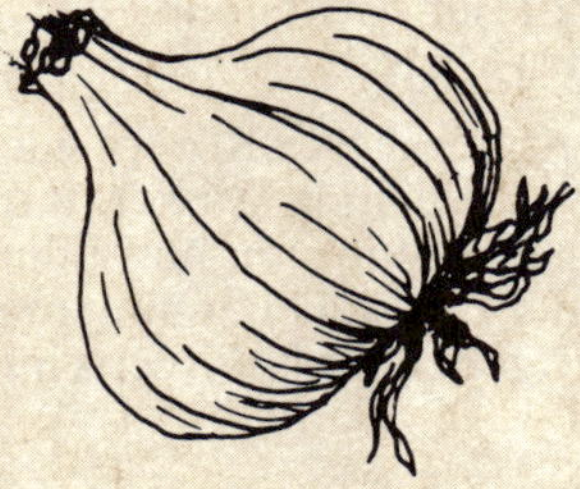

von Kräutern.

Heilig Wundkraut / Nicosiana, Sanasancta,

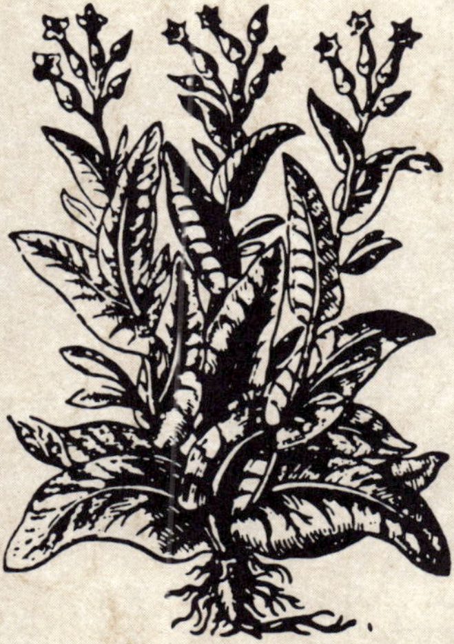

Figur deß Trechterleins / durch welches die Indianer den Dampff dieses Krauts an sich ziehen.

DAs heilige Wundkraut / wird von seiner fürtrefflichen Krafft wegen / die es für Nahmen allen andern Wundkräutern hat / also genennet / und ist derowegen für ein heilig Kraut / und besondere Gabe GOttes zu achten. Die Indianer nennen es Sanasancta und Herba sancta, um eben solcher Ursachen willen. Die Galli oder Frantzosen Nicosiana, Nicotiana und Herba Reginæ, von dem Lusitanischen Gesandten Nicotio. welcher dieses Krauts Saamen der Königin in Franckreich erstlich herauß gebracht hat. Die Brasilianer nennen es Petum. Die Hispani Tabaco, von der Insel Tabaco, in welcher es gemein wächßt. Die Indianer Picielt.

Dieses Kraut ist erstlich auß dem neuen Indien herauß gebracht / und folgends in Portugall / Engelland / Franckreich und Teutschen Landen bekandt gemacht und gezielet worden.

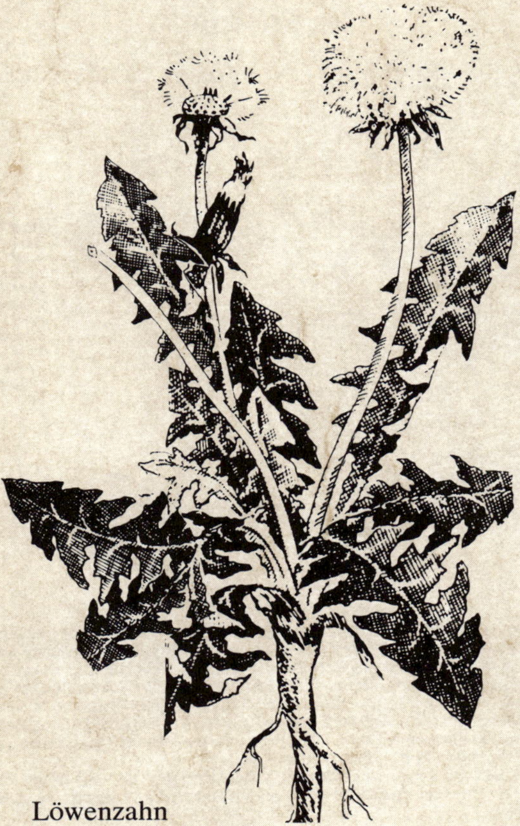

Löwenzahn

Bitter dem Mund ...

Als Rainer Maria Rilke durch Norddeutschlands tiefliegende Grasländer spazierte, schwärmte er von den „wunderbar bunten Wiesen im abendlichen Licht". Ein Botaniker würde das sicher nüchterner sehen und von Kuckuckslichtnelken- und Löwenzahnfloren reden. Und die Kinder erst? Für sie heißen diese Pflanzengeschöpfe Kuckucksspucke und Pusteblume ... Die Bauern schließlich – mit dem Sinn für's Nützliche – nennen den Löwenzahn schlichtweg Butterblume, weil während seiner Blütezeit die Melkgefäße voll sind. Botanisch trägt der Löwenzahn die Bezeichnung *Taraxacum officinale,* was ein bißchen darauf hinweist, daß er schon lange die Sympathie der Apotheker besitzt. Das ist gut zu verstehen, wenn man an die hervorragenden Eigenschaften der Bitterpflanze denkt. Denn:

„Bitter dem Mund, dem Magen gesund!" sagt der Volksmund. Wenn es danach geht, müßte der Löwenzahn gleich dreimal gesund sein, denn seine jungen Blätter, als Salat gegessen, sind nicht nur gut für die Verdauung, sondern regen auch Leber, Bauchspeicheldrüse und Darmtätigkeit an.

Löwenzahn-Tee, aus der ganzen Pflanze zubereitet, also auch aus der feingeschnittenen Wurzel, ist ein innerliches Reinigungsmittel. Er entschleimt die Verdauungsorgane (die Niere beispielsweise), reinigt den Harnkanal und auch das Blut. Bei Gelbsucht und Gallenleiden ist er als Getränk angezeigt. Zuckerkranke sollten sich seiner ebenfalls als Getränk bedienen. Gleich der geriebenen Knolle von Topinambur entfaltet Löwenzahntee bei diesem Volksleiden heilsame Wirkungen. Wo es um Ableitung verbrauchter Stoffe im Körper geht, ist Löwenzahn also am Platze. Nicht von ungefähr nennen ihn die sonst doch meist feinen Franzosen „Pissenlit" („Piß ins Bett").

Anwendung innerlich: 1 Handvoll von Wurzeln und Blättern des Löwenzahns wird mit 1 l kochenden Wassers übergossen. Davon trinkt man 3 Tassen täglich, morgens nüchtern beginnend. Auch läßt sich mit einer Saftzentrifuge frischer Pflanzensaft herstellen. Er fördert die Verdauung, reinigt das Blut und treibt Harn – ist also vorzüglich bei allen Erkrankungen des rheumatischen Formenkreises. Kindern gibt man täglich 2 bis 3 Kaffeelöffel voll von dem Frischsaft. Erwachsene vertragen die gleiche Anzahl Eßlöffel gut.

Heilerfolge sind auch bei Hämorrhoiden zu verzeichnen. Verstärkt wird bei diesem Leiden die Wirkung der Saftkur noch, wenn man stündlich abwechselnd mit dem Frischsaft folgenden Tee zu sich nimmt: 1 Handvoll frisch gepflückter Vogelmiere *(Stellaria media),* auch Hühnerschwarm oder Hühnerdarm genannt, mit 1 Tasse kochenden Wassers übergießen, 5 Minuten ziehen lassen und dann schluckweise trinken.

Anwendung von Löwenzahn äußerlich: Blätter und Blüten hacken, messerrückendick auf eine Mullkompresse streichen und bei Entzündungen, Geschwüren und Hautkrankheiten auflegen. Ein solcher Breiumschlag entwickelt erstaunliche Heilkräfte.

Klettenblätter in die Strümpfe

Aus der Geschichte der Klette weiß man, daß der Pflanzenheiler J. Hill in England sie vormals als Mittel gegen die Gicht empfahl. Woran ist er gestorben? An der Gicht! Auch daß Klettensaft gegen Schlangenbisse wirksam sei, ist unwahr. Dieser Aberglaube hat schon das eine oder andere Leben gekostet. Indessen ist die Pfanze, sieht man einmal von solchen Absonderlichkeiten ab, in der Naturheilkunde vorzüglich einzusetzen.

Zunächst einmal ist sie schweißtreibend. Das bekommt man schon beim Herausnehmen der Wurzel, die tief und fest im Boden sitzt, zu spüren. Man sollte sich jedoch nicht davon abhalten lassen, sie trotz ihrer Länge zu bergen. Denn gegen beginnenden Haarausfall wie auch gegen mancherlei Hautkrankheiten ist kein der

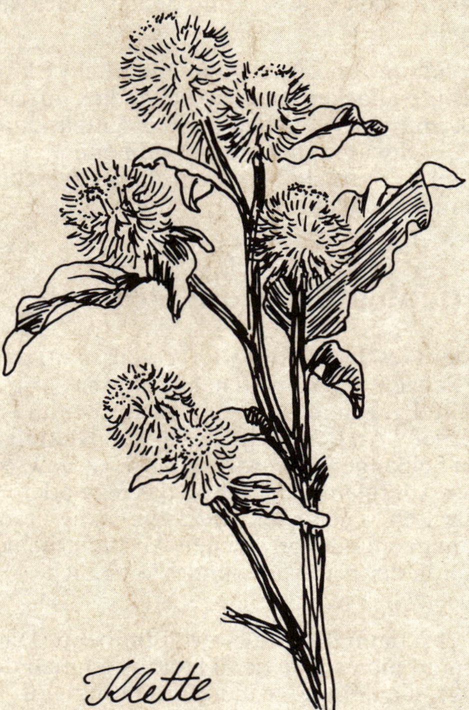

Klette

Klettenwurzel ebenbürtiges Kraut gewachsen. Die Wirkung steigert sich allerdings bei Mitverwendung der frischen grünen Blätter.

Gegen Furunkulose etwa, aber auch gegen pubertär bedingte Akne wie auch gegen sonstige Hautunreinheiten werden je 1 Handvoll in Scheiben geschnittene Wurzeln und feingeschnittene grüne Blätter mit 1 l heißen Wassers überbrüht. Ziehen lassen und dreimal am Tag 1 Tasse hiervon trinken.

Wer kennt ihn eigentlich nicht, den Brummschädel an Tagen, an denen einem nichts gelingen will? Hier ist der Klettensamen (jenes kratzige, haarige Etwas, mit dem wir uns als Kinder zu bombardieren pflegten), ein rechtes Mittel. Aufgebrüht und als Tee getrunken, gibt er rasch Gedankenfreiheit.

Bei Rheuma und Gicht verschafft Klettenblättertee Linderung. Ebenso ist er nach einem alten Hausrezept bei Magenschleimhautentzündungen und Geschwüren im Magen- und Darmbereich angebracht. Zubereitung: 1 Handvoll Klettenblätter fein schneiden, mit ½ l Wasser überbrühen und 10 Minuten ziehen lassen. Abends und morgens ⅓ Tasse ungesüßt schluckweise trinken.

Auf dem Lande in Schwaben legen sich Frauen Klettenblätter in die Strümpfe und gehen darauf. Sie schwören, es helfe bei Gebärmuttervorfall.

Petersilie für die Nieren

Petersilienkraut samt Wurzeln schwemmt Wasser aus dem Körper und hat auf Niere und Blase eine reinigende Wirkung. Aber Vorsicht: Es dürfen keine entzündlichen Nierenprozesse vorhanden sein – in diesem Falle (auch wenn man sich nicht sicher ist!) vorher einen Arzt befragen.

Eine Petersilien-Wirkung allerdings gibt es, die ganz wenig bekannt ist: Zerquetschte Petersilienblätter, auf die Haut gerieben, schützen gegen Mückenstiche. Wer im Sommer oder Herbst nach Nordschweden oder Lappland reist, tut gut daran, stets einen Topf grüner Petersilie mit sich zu führen. Das gilt auch für jenen, den der Weg in tropische Länder führt; denn hier gilt es, sich mit den Mücken zugleich die Malaria vom Leibe zu halten, die bekanntlich durch den Stich der Moskitos übertragen wird. Man bedenke, was diese Feststellung bedeutet angesichts der Tatsache, daß wir heute über 125 krankheitsübertragende Insektenarten haben, die „dank“ moderner Chemie mittlerweile gegen jede Art von Spritzerei immun geworden sind.

Üblen Mundgeruch kann man durch das Kauen frischer grüner Petersilienblätter vermeiden. Auch zur Hautpflege ist das Küchenkraut geeignet. 1 Handvoll abends ins Wasser getan und morgens zum Waschen benützt, schenkt glattere Haut, als eine römische Kaiserin beim Baden in Eselsmilch je hätte erlangen können.

Übrigens sind die Heilwirkungen der Petersilie schon lange bekannt. Karl der Große weist bereits um das Jahr 800 per Dekret seine Domänenverwalter an, die Pflanze in den kaiserlichen Gärten anzubauen, neben Koriander, Salbei, Lein, Liebstöckel, Minze und Weinraute.

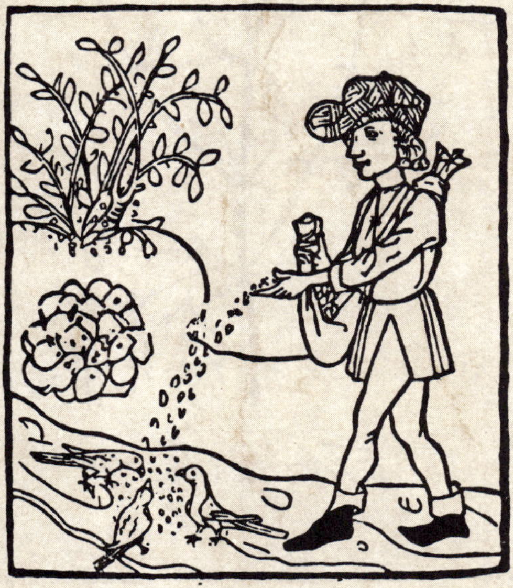

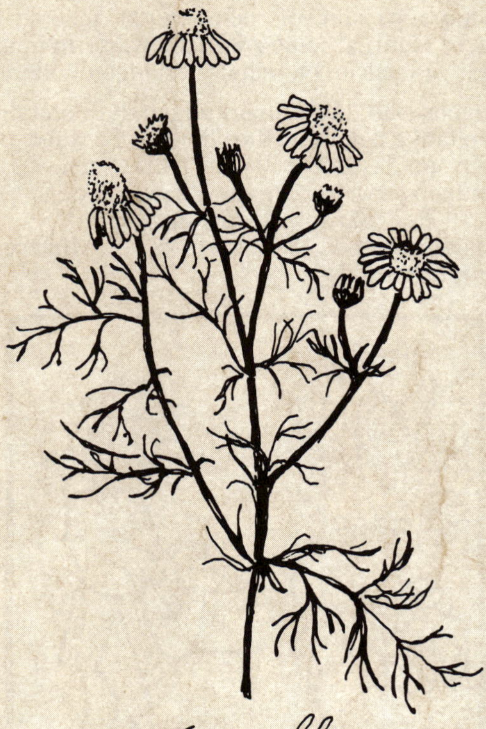

Kamille

Kamille – eine gute, alte Bekannte

Die erste Berührung eines neugeborenen Erdenbürgers mit der Medizin lief noch zu Großmutters Zeiten meist über den Kamillentee: Quäkte anno dunnemals ein Säugling vor Bauchgrimmen, wurde ihm dieses probate Mittel eingeflößt, und meist war es dann auch kurze Zeit darauf wieder besser. Diese frühe Bekanntschaft entwickelte sich gewöhnlich dauerhaft, mancher ist sie sein ganzes Leben hindurch nicht mehr losgeworden. Mitte dieses Jahrhunderts kam dann die Zeit, in der man, aufgeklärt durch den sogenannten Fortschritt, eine derartige „Alte-Weiber-Philosophie“ milde belächelte. Mittlerweile ist man in so mancher Familie in aller Stille zu dem bewährten Volksmittel zurückgekehrt. „Wir befinden uns“, bemerkte dazu ein jüngerer Heilpraktiker während einer Tagung, „mitten in der Kamillen-Renaissance.“

Nun – die weißen Blüten mit dem gelben Herzen erobern uns also wieder. Beim Selbstsammeln nicht täuschen lassen: Nicht alles ist Kamille, was danach aussieht. Von der *Anthemis nobilis,* der römischen Hundskamille, und der *Matricaria chamomilla,* den beiden in unseren Breiten hauptsächlich anzutreffenden echten Kamillen, daher je ein kurzer Steckbrief.

Warum sie eigentlich römische Kamille heißt, weiß niemand so recht zu sagen. Sie stammt ursprünglich aus der Gegend von London. Vorgefunden wird sie heutzutage in zwei Arten. Während die wilde Form nach Art des welfischen Königshauses sich weiß-gelb gibt, präsentiert die veredelte Sorte sich vollblühend ganz in weiß. Beide Kamillen strömen einen angenehmen Duft aus.

Die echte Kamille kommt bei uns gewöhnlich an Wegrändern, auf Schuttplätzen und in Steinbrüchen vor. Sie unterscheidet sich durch ihre stark duftenden Blütenkörbe sowie durch die herabgeschlagenen Randblüten leicht von der falschen Kamille *(M. inodora),* die geruchlos ist. Im Zweifel mache man einen Schnitt mit dem Messer und teile die Blüte in der Mitte durch. Ist der kegelförmige Blütenboden hohl, handelt es sich um die echte Sorte. Echtheit ist dennoch nicht gleichbedeutend mit Höchstqualität. Eindeutig steht die echte Kamille in ihrer Wirksamkeit der römischen Kamille nach.

Die Kamille ist vielseitig zu verwenden. Sie wirkt schmerzlindernd und krampfstillend bei heftigen Leibschmerzen (auch bei Koliken), hilft bei Erkältungen rheumatischen Ursprungs und wird gegebenenfalls auch bei starken Menstruationsbeschwerden angewendet. Bei Klistieren entfaltet aufgegossene Kamille ebenfalls eine wohltuende Wirkung.

Bedeutung hat die Kamille auch als Wundheilkraut. 1 Handvoll getrockneter Blüten mit 1 l kochenden Wassers aufgießen, 10 Minuten zugedeckt ziehen lassen. Nach dem Abkühlen als Kompresse auf eiternde oder schon vernarbende Wunden auflegen. Halbstündiger Wechsel ist angezeigt.

Inhalation von Kamillendämpfen bei Schnupfen, aber auch bei Bronchialbeschwerden: In einer Schüssel, die man vorher mit heißem Wasser erwärmt hat, 1 reichliche Handvoll Kamillenblüten mit kochendem Wasser aufgießen. Den Kopf so nahe wie es die Hitze erlaubt darüber placieren und mit einem Badehandtuch Kopf und Schüssel abdecken. Nun nur noch tief einatmen, wenn möglich durch die Nase, sonst durch den Mund.

Ist die Leber verschleimt, empfiehlt es sich, soviel Kamille, wie man zwischen 2 Fingerspitzen halten kann, ebensoviel Anis und die gleiche Menge Minze mit 1 l kochenden Wassers aufzugießen und von dem Absud täglich eine Tasse zu trinken. Reiner Kamillenabsud, auf die gleiche Weise aus 6 Kamillenblüten pro Tasse bereitet, läßt sich gegen Hämorrhoiden schlucken. Gegen Migränen und Neuralgien hingegen gilt: 1 l kochendes Wasser auf 1 gute Handvoll Kamille. Wenn man Hämorrhoiden zusätzlich durch Kamillen-Sitzbäder beikommen will, ist eine gleichstarke Mischung angebracht.

Bei Nieren- und Blasenbeschwerden greift man ebenfalls gern auf Kamillentee zurück. Hier gilt: 5 Blütenköpfe auf 1 Tasse. 2 Tassen am Tag, möglichst warm getrunken und mit reinem Bienenhonig gesüßt, lindern anfänglich meist Schmerzen, jedoch ist ärztliche Kontrolle anzuraten, falls solche Schmerzen – wenn auch nur dumpf – erneut auftreten.

Bei Zahnfleischentzündungen nimmt man Spülungen mit Kamillentee vor.

Last, not least: Gegen rheumatische Schwellungen sind Kamillensäckchen angebracht. Sie lassen sich leicht selber nähen. Man wärmt sie mit einem Bügeleisen vor und legt zur besseren Wirksamkeit am Ort der Beschwerden eine Wärmflasche auf das Kamillensäckchen.

Wichtiger Hinweis für Selbstsammler: Blüten möglichst im Juni ernten, morgens, wenn die Sonne scheint und der Tau abgetrocknet ist. Und niemals von Plätzen, wo Herbizide oder Pestizide angewendet worden sind.

Spitzwegerichsaft: Notverband und manch anderes

Wer um die Heilkräfte des Spitzwegerichs *(Plantago lanceolata)* weiß, hat sich schon in mancher Notsituation helfen können. Frisch gepflückte Blätter, auf schlecht heilende Wunden gelegt oder mit dem Taschenmesser klein geschnitten und dann, zerdrückt zu Brei, auf Bienen- oder Wespenstiche aufgetragen, bringen rasch Linderung. Der schleimig-klebrige Saft läßt sich auch mit einer Pflanzenpresse gewinnen. Auf frische Schnittwunden geträufelt, stillt er Blutungen und führt nach alter Erfahrung von Naturburschen rasch zur Heilung. Besonders auch dann angebracht, wenn man sich die Füße wund gelaufen hat!

Wie in der Ernährung gilt auch in der Volksmedizin die Kollathsche Grundregel: Immer so frisch, immer so natürlich wie möglich! Was wohl könnte frischer sein als eben ausgepreßter Pflanzensaft?

Indessen: Nicht nur äußerlich, sondern auch innerlich angewendet ist der Spitzwegerich ein rechter Tausendsassa. Großmutter pflegte die doppelte Menge Spitzwegerichblätter mit jungen, frischen Brennesselblättern durch eine Saftpresse zu treiben. Anschließend wurde der Saft auf zweierlei Weise gereinigt. Erst kam er in ein Leinentuch und wurde über einem kleinen gußeisernen Topf ausgedrückt, anschließend wurde der so gewonnene Sud gekocht, die letzten Unreinheiten schöpfte man mit einem Haarsieb ab und dann wurde der Saft unter Zusatz von reinem Bienenhonig so lange auf großem Herdfeuer eingedickt, bis er Fäden zog. Bei diesem Geschäft und auch während des Abfüllens auf Flaschen, die sorgsam luftdicht zugebunden wurden, waren wir Kinder („Komm, Junge, probier mal!") nicht aus der Küche wegzubekommen.

Verordnet wurde der Sirup eigentlich für alles, er war wirklich das, was man ein „Hausmittel" nennt. Ob es nun einer „auf der Brust" hatte, ob ein Darmkatarrh anstand: Omas Spitzwegerichsaft mußte her!

Heute weiß man, daß das Heilkraut Spitzwegerich über weitergehende Wirkungen verfügt: Was die chemische Reinigung für unsere Kleider, ist er für unseren Körper. Er macht manches wieder wie neu! Täglich 3 Eßlöffel voll des frisch ausgepreßten Saftes genügen, um Blut und andere Körpersäfte zu reinigen, ein ebenso einfaches wie billiges Mittel. Auf nässende Flechten aufgebracht, haben Spitzwegerichblätter eine Abheilung bewirkt, verstärkt noch, wenn gleichzeitig ein Tee, aus seinen getrockneten Blättern und denen vom Salbei gemischt, dazu getrunken wurde (Vorsicht, schmeckt bitter!).

Ein probates Volksmittel und viel, viel mehr

Johanniskraut sei, so kann man bei dem berühmtesten Arzt des Mittelalters, Paracelsus, nachlesen, gegen Keuchhusten und gegen die Bleichsucht junger Mädchen zu gebrauchen. Auch gelte die Pflanze von alters her als Sinnbild des Glücks. Wahrscheinlich liegt hierin begründet, daß es bis ins vorige Jahrhundert hinein Volksbrauch war, die jungen Burschen in der Johannisnacht mit Johanniskraut zu bekränzen, um sie vor Unglück, Leid und übelwollenden Mitmenschen zu bewahren. So wird denn wohl auch der dunkelrote Saft, der beim Zerdrücken der halboffenen Blüten des Krautes austritt, als „Blut des heiligen Johannes" bezeichnet, „dem Teufel und allen bösen Mächten der Finsternis zuwider".
1 Handvoll Blüten des Johanniskrautes, in der Sonne gepflückt und mit ¾ l reinen Olivenöls 8 Wochen der Sonne ausgesetzt, hat als Einreibung schon manchem Gicht- und Rheumakranken die Schmerzen gelindert. Hochwillkommen ist es auch als Einreibemittel gegen Hexenschuß, hilft gegen Anschwellungen, bei Verrenkungen und selbst bei Brandwunden. Man verwende das Mittel allerdings erst, wenn es eine rote Färbung angenommen hat.
Übrigens: Johannisöl und -tinktur lassen sich auch leicht als Geschenk für Freunde

herstellen. Besonders für solche, die sich unter der Last der Zahlen im vollklimatisierten Büroalltag häufiger einen steifen Nacken holen! Dieselbe Blütenmenge, mit 43-prozentigem Alkohol aufgesetzt, läßt sich vorzüglich anwenden bei Leibschmerzen, aber auch bei Krampfzuständen jeglicher Art. „Hiervon giebt man 10 Tropfen auf einen Teelöffel Honig", hat meine Großmutter mit steiler Schrift in ihrem „Apothekerbuch" festgehalten.

Von völlig anderer Wirkung ist hingegen der Tee. 1 Teelöffel vom getrockneten Kraute wird mit 1 Tasse kochenden Wassers überbrüht. 5 Minuten ziehen lassen. Möglichst morgens auf nüchternen Magen getrunken, hilft es bei Schnupfen, bei Brust- oder Lungenverschleimung, aber auch gegen Blasenkatarrh und gegen Magendrücken, soweit es auf Erkältung beruht. Solange man darunter leidet, trinke man täglich 2 Tassen schluckweise. Auch bei Blasenschwäche ist dieser Tee angezeigt: Im Falle von Bettnässen verabreiche man tagsüber 1 bis 2 Tassen und abends nur trockene Kost – über einige Zeit nach dieser Regel gelebt, und die Wirkung dürfte nicht ausbleiben.

Die Blüten lassen sich im Juli und August sammeln. Mit Hilfe eines guten Wildpfanzenbuches findet man das Kraut leicht. Bevorzugte Standorte: trockene Wiesen, an Wegen, auf sonnigen Kahlschlägen. Man pflücke immer nur in der Sonne.

Auch gegen entzündete Augen ist ein Kraut gewachsen

Centaurea cyanus heißt sie mit botanischem Namen, gern wird sie zu Sträußen gebunden, nur die Bauern nennen sie ein lästiges Unkraut: Die Rede ist von der Kornblume. In der Volksmedizin ist sie eine Pflanze von hohem Wert. Nicht umsonst trug die griechische Erntegöttin Ceres die himmelblaue Blüte im Haar. Dabei ist „Blüte" für das weitgereiste Kraut, das aus dem mittleren Orient zu uns gekommen ist, nicht einmal richtig. Denn die eigentliche Blüte besteht aus den winzig dunklen Blättern in der Mitte einer jeden Kornblume. Was uns da blau entgegenleuchtet, sind sterile Blüten, ähnlich denen der Margerite …

Aber sonst ist alles echt an ihr, besonders was die Heilwirkungen anbelangt. Die Kornblume läßt sich einsetzen gegen Husten und Bronchitis, gegen Leberbeschwerden, aber auch bei verlangsamter Urinausscheidung (Wasseransammlungen), träger Niere; vor allem aber auch zur Herstellung einer Tinktur gegen entzündete Augen. Wie gegen jede Krankheit ist auch gegen diese – die sich im Zeitalter des Bildschirms schnell zu verbreiten scheint – ein Kraut gewachsen.

Nur daß viele Menschen eben einfach nicht wissen, in welcher Form man so etwas anwendet. Dabei ist die Herstellung einfach, schwieriger ist es schon, im Sog der großflächig angesetzten Unkraut-Vertilgungs-Spritzerei die Kornblume zu finden. Einst beherrschte sie das Bild, war in jedem Kornfeld massenhaft vertreten. Heute führt sie nur noch ein bescheidenes Dasein am Rande. Dabei läge es auch im unmittelbaren Interesse der Landwirtschaft, die Kornblume zu erhalten. Denn es ist nachgewiesen, daß die Blühwilligkeit des Roggens nachläßt, wenn er einige Generationen hindurch ohne seine Begleitpflanze auskommen muß.

Doch nun zu unserem „Augentrost". Kornblumen sollen immer dann gepflückt werden, wenn sie ihre himmelblaue Blütenpracht soeben öffnen. Auf einem Drahtrahmen ausgebreitet, trocknen sie im Schatten – um ihre Farbintensität zu erhalten. Denn auch die Farbe, in diesem Zusammenhang meist unbeachtet, ist als Heilfaktor wichtig. Natürlich sollte unsere Kornblume nur von unbehandelten Flächen und entlegenen Wegerändern kommen. Oft wächst sie an Autostraßen, aber sie hier zu entnehmen, ist wegen der nicht ungefährlichen Verbleiung dieser Flächen nicht anzuraten.

Wer sich das Mittel gegen Augenentzündungen selber herstellen will, geht folgendermaßen vor: 1 Handvoll der getrockneten Blüten wird mit 1 l Wasser 5 Minuten aufgekocht. Der Absud bleibt 1 Stunde lang auf den Blüten stehen, wird dann abgegossen und läßt sich für Augenkompressen verwenden. Hierzu wird er lauwarm gehalten. Man taucht die aus Watte oder Gaze gefertigten Kompressen in die Flüssigkeit, drückt diese leicht aus und legt sie mehrmals täglich etwa 15 Minuten auf die entzündeten Augen. Wer mit Computern zu tun hat, sollte eine solche Pflege seinen Augen so häufig wie möglich gönnen.

Sonst, wie gesagt, gegen Bronchialhusten und gegen Leberbeschwerden anwenden. Nicht ganz 1 Handvoll frische Blüten auf 1 l kochendes Wasser – und davon jeweils 1 Tasse schluckweise vor dem Essen. Für alle Arten von Bädern: 2 Hände voll Blüten ins Wasser. Hilft vor allem bei Ödemen.

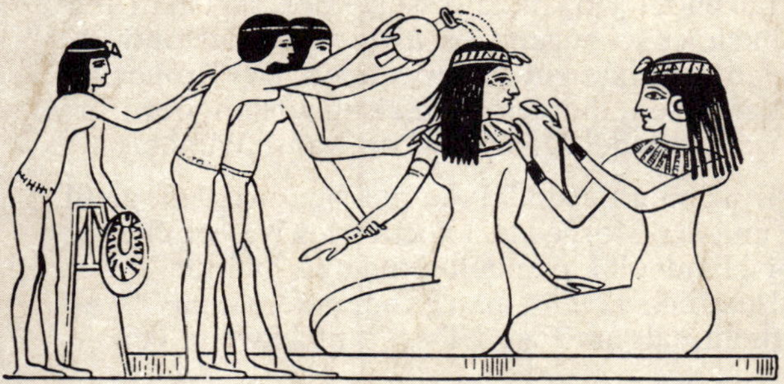

Lavendula officinale – Freund des Magens

Lavendel sammelt man am besten im Juli und August, kurz vor dem Aufblühen, und bindet ihn zum Strauß. Zu Großmutters Zeiten fehlte ein solches Angebinde, seines Wohlgeruches wegen, in keinem Wäscheschrank. Leider ist dies, wie so manches, vor lauter Chemie glatt aus der Mode gekommen.

Dem Heilkraut wohnen harntreibende, schweißfördernde, entwurmende und anregende Kräfte inne. Athleten zum Beispiel pflegen Lavendel zu verwenden, wenn sie sich total verausgabt haben. Großvater schon nahm Lavendel-Öl zum Einreiben, wenn er es „in den Knochen", sprich rheumatische Schmerzen, hatte. Auch gegen Gicht soll es wirken. In der Provence bekommen Kinder regelmäßig Lavendelöl ins Badewasser – dort sagt man ihm nach, es sei gegen Geschwüre und Entzündungen der Haut gut zu verwenden. Bei Bronchialkatarrhen, die sich nicht lösen wollen, bewirkt ein Lavendel-Dampfbad oft wahre Wunder.

Um einen Lavendel-Aufguß herzustellen, gießt man des Morgens 1 l kochendes Wasser über 1 Handvoll Lavendelblüten und -blätter. Innerlich wendet man es an, indem man mehrmals am Tage 1 Tasse schluckweise von diesem Aufguß trinkt. Für äußerliche Anwendungen gibt man etwas mehr, nämlich 1 ½ Handvoll, ins Wasser, bereitet wie vorstehend zu und setzt den abgekühlten Aufguß für Einreibungen, Kompressen usw. ein. Für Vaginalspülungen verwendet man höchstens die Hälfte der Menge.

Man pflückt Lavendel immer nur morgens, sobald die Sonne den Tau hat aufsteigen lassen. Zu kleinen Sträußen gebunden, trocknet er im Schatten. Die Stöcke, die man sich am besten beim Gärtner holt, lassen sich im Garten halten. Sie lieben einen mit Algenkalk gedüngten Boden und eine möglichst trockene und sonnige Lage.

Besondere Bedeutung kommt Lavendel als Magen- und Darmheilmittel zu. Vor allem, wenn es sich um entzündliche Prozesse handelt. Hier gießt man 2 Teelöffel Lavendelkraut und -blüten und 2 Teelöffel Majoran mit 1 Tasse kochendheißen Wassers auf, läßt 5 Minuten zugedeckt ziehen, seiht ab und trinkt schluckweise morgens nüchtern und abends 30 Minuten vor dem Essen je 1 Tasse voll von diesem Tee so warm wie möglich.

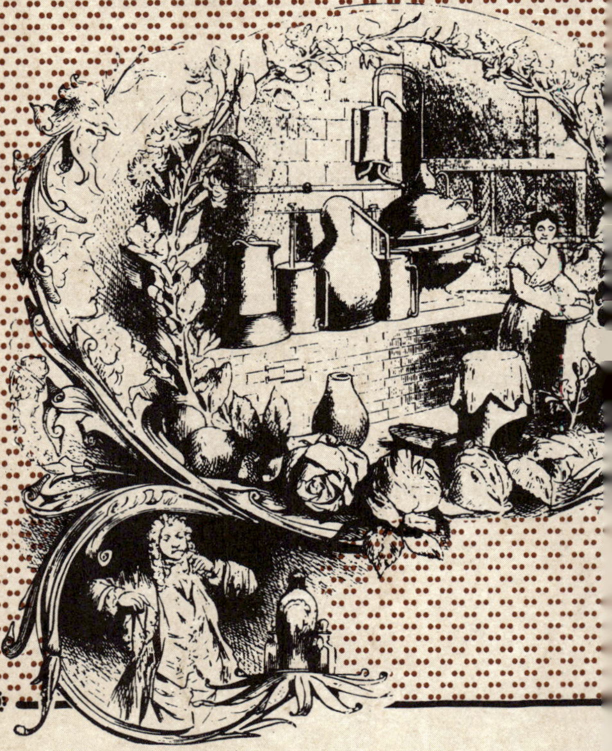

s Goldene Kräuter-ABC

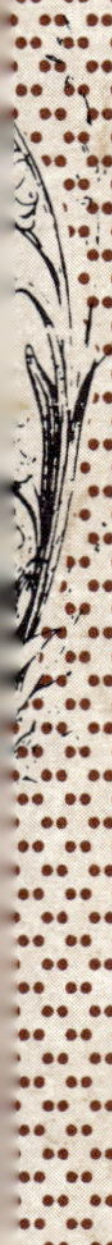

„Samt was man daraus lernen soll“, pflegte der Wandsbeker Bote, Matthias Claudius, sich an die Leute zu wenden, wenn er seine doch schon sehr besonderen Ansichten zu einer Sache an den Mann bringen wollte. Wir wollen's mit diesen Worten halten und ein Goldenes ABC für die Anwendung von Kräutern anfügen – nicht ohne darauf hingewiesen zu haben, daß natürlich jeder für sein Tun und Lassen die ganz persönliche Verantwortung zu übernehmen hat. Auch wenn mit diesem kleinen Büchlein zur Selbsthilfe ermuntert wird, so muß doch eindringlich davor gewarnt werden, sich an Sachen zu wagen oder Kräuter zu verwenden, die man nicht genau kennt. Auch sammle man in der freien Natur nicht wild um sich herum; ein gutes Bestimmungsbuch ist für den Anfänger sicher hilfreich. Außerdem veranstaltet der Verband der Heilkräuterfreunde Deutschlands eV., Engelhardtstr. 13, 4530 Ibbenbüren, von Zeit zu Zeit sachkundige Führungen, hauptsächlich im Tecklenburger Land, unter Umständen auch in anderen Regionen.

Allergien lassen sich durch mehrere blutreinigende Pflanzen, äußerlich angewendet, günstig beeinflussen. Hier helfen Hand- und Fußbäder, bestehend aus Besenginster, Salbei, Schöllkraut, Knoblauch, aber auch Blätter und Blüten des Weißdorns oder Blüten der Linde, morgens und abends angewendet.

Die meisten Zutaten zu solchen Bädern kann man sozusagen vor der Haustür sammeln. Als Maß gilt, wie bei den meisten Badezusätzen: Je 1 Handvoll auf 1 l Wasser, möglichst heiß übergossen, auf Badetemperatur abkühlen lassen. Manchmal kann man für Bade-Aufgüsse gegen Allergien auch ins Kräuterbeet greifen: Anis, Basilikum und Rosmarin (je 2 Teelöffel auf 1 l Wasser) leisten gute Dienste. Und immer daran denken: Heftige Reaktionen zu Beginn bedeuten selten Verschlimmerung, sondern leiten meist die Heilung ein.

Augenentzündungen lassen sich mit Augentrost *(Euphrasia rostkoviana)* behandeln. Die bis zu 25 cm hohe Pflanze findet sich an sonnigen Standorten, vornehmlich in Heidegesellschaften oder am Rande von Wäldern. Merkmale: ästig verzweigte Stengel, flaumig behaart, kleine, breit-eiförmige gegenständige Blätter mit gezahntem Rand, Tragblätter und auch der Kelch mit Drüsenhaaren. Am oberen Ende Blüten in den Blattachseln mit etwa 9 mm weißer Oberlippe, gelegentlich auch violette Farbe. Die dreilappige Unterlippe geht leuchtend gelb in den Blütenschlund über. Blütezeit: Mai bis Anfang Oktober. Augentrost wird bei Augenerkrankungen, insbesondere auch bei Lidentzündungen angewandt.
1 Teelöffel getrocknetes, in Blüte stehendes Kraut mit 1 Tasse kalten Wassers aufsetzen. Als

Tee 2 Minuten kochen und anschließend 5 Minuten zugedeckt ziehen lassen. Mehrmals täglich 1 Tasse warmen Tees schluckweise trinken. Zur äußerlichen Anwendung (Auflage von Kompressen auf das entzündete Auge) werden 1½ Eßlöffel getrockneten Krautes (Stengel, Blätter und Blüten) mit ¾ l Wasser 10 Minuten lang gekocht. Abkühlen lassen, Watte oder Gaze in die Flüssigkeit tauchen, sobald sie lauwarm ist, leicht ausdrücken und auflegen.

Blutdruck bedarf zu seiner Regulierung nicht unbedingt harter Mittel. Er ist auch mit Kräutern günstig zu beeinflussen, vor allem dann, wenn man sie abends als Heiltrank zu sich nimmt. Je 1 Teelöffel Pfefferminz-Blätter, Basilikum, Eisenkraut und Kamille in einen Becher geben, mit kochendheißem Wasser aufbrühen und bis zu 5 Minuten ziehen lassen. Diese Mischung hat sich bewährt.
Bei Naturvölkern auf dem Balkan, die kaum Blutdruckerkrankungen kennen, ist Knoblauch Bestandteil der täglichen Ernährung. In Fußbäder gegen hohen Blutdruck kommt ebenfalls eine geriebene Knoblauchknolle, außerdem werden 3 Handvoll Weißdorn, 3 Handvoll Besenginsterblüten und 3 Handvoll Schöllkraut hinzugetan. Es empfiehlt sich auch, einige Zehen frischen Knoblauchs auszupressen und mit warmer Milch einzunehmen.

Bei zu niedrigem Blutdruck ist Rosmarin angebracht. 1 Teelöffel frischer Blätter und Zweige wird mit 1 Tasse kochenden Wassers überbrüht. Etwa 10 Minuten ziehen lassen. Morgens nüchtern und abends vor dem Essen je 1 Tasse davon trinken. Für ein blutdruckanregendes Bad übergießt man 2 Handvoll Rosmarin (frisch oder getrocknet) mit 1 l kochenden Wassers, läßt 20 Minuten ziehen, gießt den Aufguß sodann durch ein feines Sieb ins Badewasser. Aber bitte nicht länger als 10 Minuten in der Wanne bleiben.

Cholera läßt sich mit einem Aufguß aus ganz jungen Blättern der Eiche *(Quercus pedunculatus)* in ihrem Verlauf günstig beeinflussen. Der Brechreiz läßt nach dem Genuß des Tees nach, und die Gefäße im Unterleib werden gestärkt. Aus der Literatur ist bekannt, daß Indianer die junge Rinde der Stieleiche 30 Minuten lang kochen und als Brei auf **Schwellungen** streichen. Der Eichenabsud wird aber auch getrunken, z.B. zur Heilung von **Mastdarmfisteln.**

Depressive Verstimmung mit Borretsch zu überwinden, wer weiß schon davon? Hierzu wird der Saft der Pflanze frisch ausgepreßt. Borretschsaft bekommt nicht nur dem Gemüte, sondern auch dem Herzen. Das war

Anno 1563 schon dem Heilkundigen Matthiolus bekannt. Er schrieb damals: „Die holdseligen Boragen-Blumen stercken Herz und Hirn, erwecken die verzagte, traurige melancholische Menschen zur Frewd." Saft aus Blüten und Blättern, mit Hilfe einer Saftpresse oder einer modernen Saftzentrifuge gewonnen, sollte frisch getrunken werden (1 Schnapsglas voll, jeweils immer neu zubereitet, denn jedes Stehen, selbst im Kühlschrank, führt zu einem Abbau der Heilkräfte).

Durchblutungsstörungen lassen sich mit Ackerschachtelhalm *(Equisetum arvense)* behandeln, und zwar werden 5 Eßlöffel getrocknetes oder frisches Kraut in 1 l Wasser aufgekocht (etwa 2 Minuten sprudeln lassen). 30 Minuten ziehen lassen, abgießen und dann einem Vollbad, das man nicht länger als 10 Minuten nehmen soll, hinzufügen. Mit der halben Menge kommt man aus, wenn man lokal Durchblutungsstörungen in Armen und Beinen mit Hilfe von Arm- oder Fußbädern beikommen will. Bei solchen Störungen in den Beinen wirken Bürstenroller zusätzlich belebend. Anzuwenden nach dem Frottieren der Füße.

Durchfall: 3 Eßlöffel getrocknete Heidelbeeren mit ½ l heißen Wassers übergießen, gut aufquellen und 10 Minuten kochen lassen. Bis zu viermal täglich ein Weinglas voll trinken. Nicht essen, bis der Darm wieder normal funktioniert. Vorbeugend kann man ¼ l getrocknete Heidelbeeren mit 1 Flasche Weinbrand aufgießen. Dieses Mittel hält sich jahrelang. Die Blätter allein werden vorteilhaft bei Wassersucht als Tee angewendet: 2 Teelöffel Heidelbeerblätter mit 1 Tasse heißen Wassers überbrühen, ziehen lassen und noch warm trinken.

Ekzeme lassen sich dadurch behandeln, daß man aus 2 Eßlöffeln Eichenrinde, die zerkleinert und 15 Minuten in Wasser gekocht worden sind, einen Brei rührt, auf ein Leinentuch streicht und diesen Umschlag auf der betroffenen Stelle mehrere Male am Tag etwa 1 Stunde liegen läßt. Gleichzeitig von getrockneten Blättern des Walnußbaumes folgenden Aufguß machen und in kleinen Schlücken zu sich nehmen: 4 Teelöffel zerkleinerte, getrocknete Blätter mit 1 l Wasser sieden lassen (nicht kochen!). Hiervon zweimal täglich 1 Tasse (und das über Wochen hindurch) trinken, selbst dann noch, wenn sich das Ekzem bereits zurückgebildet hat.

Erbrechen, das in nervöser oder krampfhafter Form häufiger bei Schulkindern, aber auch bei Erwachsenen aufzutreten pflegt, läßt sich mit Hilfe von Wermut, Kamille, Enzian oder Schlehe bekämpfen. Von jedem Kraut jeweils

1 Teelöffel auf 1 Tasse geben und mit kochendheißem Wasser überbrühen. In Friesland pflegt man solche Tees grundsätzlich nur kalt zu geben, nach Aufzeichnungen im Familienbesitz des Verfassers ist die Wirkung besser als bei warmem Tee.

Fettleibigkeit fordert die Anwendung harntreibender und blutreinigender Mittel geradezu heraus. Von denen hält die Apotheke Gottes viele bereit – und es ist fast einerlei, ob man nun Artischocke, Odermennig, Birke, Mais, Thymian, die eingangs schon näher beschriebenen Löwenzahnblätter oder etwa Blüten und Blätter wohlriechender Rosen benutzt. Strenge Diät und viel Bewegung an frischer Luft gehören unbedingt dazu. Wer sich zunächst nur müde durch die Last seiner Tage (und seines Gewichtes) schleppt, wird die eintretende Veränderung bald als wohltuend verspüren. Wer obendrein noch kräftig in die Pedalen tritt – wenigstens 5 Minuten am Tag sollte jeder sich so anstrengen, daß er ins Schwitzen gerät – hat Aussicht auf dauerhaften Erfolg.

Fiebersenkende Kräuter gibt es die Menge. Mit der Anwendung sollte man sparsam sein, denn an sich ist Fieber die ganz natürliche Selbstheilung des Körpers. Als Tee lassen sich Schafgarbe,

Kamille, Königskerze, Malve, Eisenkraut und Veilchen anwenden. Hilfreich ist ein Wadenwickel mit weißem Käse (Quark). Von den obengenannten Kräutern nimmt man je 1 Teelöffel voll und gießt ihn mit 1 Tasse heißen Wassers auf. Ziehen lassen und trinken. Speisen möglichst meiden.

Gallensteine bekämpft man mit stark abführenden Kräutern, als da sind: Birke, Distel, Efeu von Bäumen, Brennessel oder Löwenzahn. Hiervon wird in oben beschriebener Weise ein Tee aufgegossen und warm getrunken, gleichzeitig kommt eine Kompresse auf die Gallenblase, die in folgenden Aufguß getaucht worden ist: 1 Handvoll Artischockenblätter und je ½ Handvoll Zichorienblätter, Zichorienwurzel, Löwenzahn sowie 1 Handvoll Klatschmohnblüten und Klatschmohnkapseln. Zur Verstärkung der Wirkung ist diese Mischung zusätzlich als Hand- oder Fußbad zweimal täglich zu verwenden. Kompressen lassen sich nach Belieben auflegen, in der akuten Schmerzphase wechsele man häufig und halte sie mit Hilfe einer Wärmflasche warm.

Grippe, in epidemischer Form fast jedes Jahr abgewandelt auftretend, sollte uns eigentlich veranlassen, getrocknete Holunderblüten (die sich bei jeder anderen Art von Erkältung ebenfalls anwenden lassen) ständig im Haus zu haben, damit wir sie gegebenenfalls zu Tee bereiten können. Beim Selbstsammeln ist Vorsicht geboten. Niemals an oder in der Nähe von Straßen mit Autoverkehr solche Blüten sammeln, sondern nur an abgelegenen Plätzen wie Feldhecken, Waldrändern usw. Blei als Heilmittel macht sich nicht gut! 1 Blütendolde mit 1 Tasse Wasser kochend überbrühen, 10 Minuten zugedeckt bei kleiner Hitze ziehen lassen. Zweimal am Tag möglichst heiß trinken. Aber auch ein Aufguß von Thymian (1 Teelöffel/Tasse) oder Quendel mit Thymian läßt sich anwenden. Zwischendurch Lindenblütentee oder Holundersaft (auch als Biosirup am Markt) reichen. Hier gilt die Regel: So warm wie möglich trinken.

Hämorrhoidialbeschwerden sind eher lästig als gefährlich. Scharfgarbentee, 1 Teelöffel getrocknetes Kraut auf 1 Tasse, mit heißem Wasser aufgegossen, oder, bei gleicher Zubereitung, jeweils 1 Teelöffel getrocknetes Zinnkraut, 1 Teelöffel Wacholderbeeren, 1 Teelöffel Spitzwegerich sowie 1 Teelöffel getrocknete Brennesselblätter oder ½ Teelöffel Huflattichblätter. Von diesen Kräutertees abwechselnd täglich 3 Tassen trinken. Während der Anwendung tierisches Eiweiß in der Kost meiden. Möglichst viel Bewegung (spazierengehen), jeden Tag auf ein in kaltem Wasser ausgewrungenes Tuch setzen oder ein kaltes Sitzbad nehmen. Hamamelissalbe oder Hamameliszäpfchen sind zur Unterstützung der Behandlung zu empfehlen. 2 Handvoll Kamillenblüten in einen Eimer geben, 3 l kochendheißes Wasser aufgießen, auf den Eimer setzen und mit einer Wolldecke warm halten, das hat sich als wirksam bei akuten, schmerzhaften hämorrhoidialen Entzündungen erwiesen.

Harntreibend und antirheumatisch wirkt die Yamswurzel. Allein deshalb sollte sie in keinem Hausgarten fehlen. Anwendung: Wie bei der Christrose, siehe unter Herzhilfe weiter unten.

Halsentzündungen kann man schon im Stadium des Entstehens entgegentreten, indem man 1 Handvoll frischer oder trockener Salbeiblätter mit ½ l Wasser kochend aufgießt und zum Gurgeln verwendet. Dazu eignen sich ferner noch die Kräuter Dost, Kamille, Eibisch und Lein, wobei die beiden letzteren mit kaltem Wasser angesetzt werden. Bei Eibisch jeweils 2 Teelöffel zerkleinerter Blätter und Wurzeln pro Tasse. Vom Lein wird der Samen verwendet. Maß: 1 Teelöffel auf 1 Tasse.

Herzhilfe bietet die Christrosen-Wurzel an. Sie steigert die Förderleistung unserer „Pumpe", wirkt regulierend auf den Herzrhythmus und ist wassertreibend. Der Wurzelstock läßt sich während des ganzen Jahres aus der Erde holen, vorteilhaft ist es jedoch, ihn während der Sommermonate auszugraben, damit er zunächst in der Sonne, dann aber in luftiger Schattenlage trocknen kann. Anzuwenden als Tee: 2 Teelöffel kleingeschnittene Wurzel mit 1 Tasse kochenden Wassers aufgießen, kurz ziehen lassen und durchseihen.

Herzmuskelleistung läßt sich durch eine prächtig blühende Pflanze erhalten: Oleander. Doch nicht in den Blüten, in seinen Blättern finden sich wertvolle Heilstoffe, die gleichermaßen auf Herz und Kreislauf wirken und zudem noch stark harntreibend sind. Allerdings sollten die Blätter bis Johanni, spätestens bis zum Beginn der Blüte gesammelt und in der Sonne rasch getrocknet sein, damit sich die Wirkung nicht verliert. Denn die darin enthaltenen Herzglykoside Oleandrin, Oleandrigenin, sowie Neriin, Flavone, Rutin, Kämpferol und Gerbstoffe erfordern schonsame Behandlung. Aufgebrüht als Tee (1 Teelöffel pro Tasse) zu trinken.

Insektenstiche werden mit einem alten Hausmittel zum raschen Abschwellen gebracht. Möglichst unmittelbar nach dem erfolgten Einstich wird die Einstichstelle mit einer halb durchgeschnittenen Zwiebel eingerieben. Wirkt sogar bei Wespen- oder Bienenstichen. Gegen Mückenstiche hilft das Einreiben mit den grünen Blättern der Malve.

Ischias kann peinigend schmerzhaft sein. Aus den Tagen der Römer weiß man schon, daß Umschläge mit gehacktem warmen Weiß- oder Wirsingkohl zur akuten Schmerzlinderung angebracht sind, während es sich bei längerer Dauer empfiehlt, 1 Handvoll Kohlblätter, 1 Handvoll grüne Pfefferminzblätter, 1 Handvoll Thymian und 1 Handvoll Schöllkrautblätter mit 2 l Wasser zu warmen Kräutersitzbädern aufzugießen und täglich anzuwenden. Ischias kann hartnäckig jeder natürlichen Behandlung widerstehen, unter Umständen ist Geduld, auf jeden Fall aber Regelmäßigkeit in der Anwendung erforderlich.

Kopfschmerzen sind oft eine rechte Plage. Sie können die verschiedensten Ursachen haben. Sind sie nervöser Natur, empfiehlt es sich, auf 2 Teelöffel frische Baldrianwurzeln, die zuvor mit dem Messer klein geschnitten worden sind, 1 Tasse kaltes Wasser zu schütten und 8 Stunden stehen zu lassen. Beim Auftreten der Schmerzen, zur Vorbeugung aber auch abends, trinke man hiervon regelmäßig 1 Tasse.

Ansonsten gießt man 1 Teelöffel Lavendelblüten mit 1 Tasse sprudelnd heißen Wasser auf, läßt

15 Minuten zugedeckt ziehen und trinkt einen Monat hindurch regelmäßig morgens nüchtern und am Abend vor dem angebrachten „Leichte-Kost-Essen“ je 1 Tasse von der jeweils frischen Zubereitung. In gleicher Weise läßt sich Mädesüß anwenden, aber auch frische grüne Melisse. Von letzterer nimmt man 2 Teelöffel voll.

Kreuzschmerzen, aber auch die **Gelbsucht** lassen sich durch den Genuß von Erdbeeren wohltuend beeinflussen. Am empfehlenswertesten: frische Waldbeeren *(Fragaria vesca).* Sie sind von Mai bis Juni zu sammen. Selbst eingekochte Früchte wirken, wenn auch nicht so stark. Die Erdbeere ist vielseitig verwendbar. Mit Thymian, Wacholderbeeren und Brombeerblättern lassen sich Erdbeerblätter zu einem auch von Kindern gern getrunkenen Haustee verwenden. Frisch gegessen wirken Walderdbeeren blutreinigend. Die gleiche Wirkung schreibt man Erdbeerblättertee zu.

Lähmungserscheinungen eignen sich nicht für eine Selbstmedikation. Hier sollte man den Arzt zu Rate ziehen, jedoch läßt sich die Behandlung mit seiner Zustimmung unterstützen durch Arnikaöl und einen Tee von Farnkraut und Lavendel, jeweils 1 Teelöffel auf 1 Tasse, überbrühen und abseihen.

Leberleiden – Wurzel so manchen Übels – geht man seit alters her mit Benediktenkraut *(Heildistel, Cnicus benedictus),* hauptsächlich in Südeuropa und Nordafrika vorkommend, an. Hierzu wird 1 Teelöffel Kraut mit 1 Tasse Wasser kochend überbrüht. 15 Minuten ziehen lassen. Morgens nüchtern, mittags und abends vor dem Essen je 1 Tasse davon trinken. Bei Leberkoliken ist ein Breiumschlag aus gehacktem, warmen Kohl angebracht und gleichzeitig das Trinken von frisch aufgegossener grüne Minze, über einige Zeit 3 Tassen täglich. Bei **Grieß-, Stein-** und **Leberleiden** sollte man daneben die Kräfte der Walderdbeere nutzen. Mehrmals am Tag 1 Glasschälchen voll, gut eingespeichelt gegessen, ist bei derartigen Erkankungen die schiere Medizin.

Magenkrämpfe lassen sich ebenfalls mit Lavendel beheben. 2 Teelöffel voll davon, gemischt mit 1 Teelöffel Anis, 2 Teelöffeln grüner Melisse und ½ Eßlöffel frischem Majoran (wenn nicht vorhanden, dürfen es auch 3 Teelöffel getrocknetes Majorankraut aus dem Gewürzschrank sein), werden mit 1½ l kochenden Wassers übergossen. Hiervon trinkt man jedesmal vor dem Essen 1 Tasse.

Bei **Magengeschwüren** ist es angezeigt, 5 bis 6 Blüten von echter Kamille mit 1 Tasse Wasser kochend zu überbrühen und 15 Minuten ziehen zu lassen. Dann abseihen und noch warm in kleinen Schlückchen jeweils zwischen den Mahlzeiten bedächtig trinken.

Migräne breitet sich – wohl als Folge des sogenannten modernen Lebens – neuerdings stärker aus. Auch gegen derartige außerordentlich schmerzhafte und unberechenbare Anfälle sind Kräuter gewachsen. Wenn sie auch nicht die Heilung herbeiführen, verschaffen sie doch Linderung und kürzen den Verlauf ab. Engelwurz, Kamille, Distel, Basilikum sind als hilfreich bekannt, aber daß auch Lindenblüten, Eisenkraut und Veilchen imstande sind, die Krampfzustände zu lösen, gehört zu den Erfahrungen, die sich in vielen Jahren Kräuterbehandlung herauskristallisierten. Unsere Vorfahren haben einiges gewußt, was uns längst abhanden gekommen ist. Das zeigt sich mit Deutlichkeit angesichts von Krankheiten, denen die allopathische Medizin nicht oder nur schwer beizukommen vermag. Die Migräne zählt dazu. Die obengenannten Kräuter und Blüten werden als Tee aufgegossen. Man nimmt sie abwechselnd, je 1 Teelöffel voll auf 1 Tasse.

Nasennebenhöhlenbeschwerden kann man äußerlich mit einem Eukalyptus-Dampfbad beikommen. 2 bis 3 Eßlöffel Eukalyptusblätter, in einer Schüssel mit kochendheißem Wasser übergossen, ergeben hierfür die Grundlage.

Man atmet unter einem Badetuch, das Kopf und Schüssel überdecken muß, die heißen Dämpfe etwa 10 Minuten lang tief ein. Danach legt man sich geriebenen Meerrettich auf die Nasenwurzel, und zwar so lange, bis eine starke Rötung eintritt. Vorsicht! Die Abdeckung der Augen mit einem Tuch erscheint geboten, ehe man den Meerrettichbrei aufbringt. Selbst in hartnäckigen Fällen konnte mit diesem „Doppelschlag“ Beschwerdefreiheit erreicht werden.

Nervenschwäche kann man mit frischem Thymian beikommen. Das Gewürzkraut ist nicht nur gut geeignet zum Würzen des Essens, sondern hat seinen Platz durchaus auch in der Heilkunde. Die in der Pflanze vorhandenen ätherischen Öle wirken krampflösend, lindern den Hustenreiz und fördern die Verdauung. Frischer Thymian taugt wegen seines Aromas zu nervenstärkenden Bädern. 2 Hände voll, aufgebrüht und durchgeseiht, kommen auf ein Vollbad. Im Juli und August werden die blühenden Zweige gesammelt, anschließend aufgebunden und zum Trocknen aufgehängt. Thymiantee (1 Teelöffel Kraut und Blüte mit 1 Tasse Wasser überbrüht) wirkt blutbildend und sollte deshalb bei **Blutarmut** über einige Zeit getrunken werden. Krampflindernd auch bei **Monatsbeschwerden** der Frau. Außerdem wirkt der Tee verdauungsfördernd.

Nierensteinkoliken sind außerordentlich schmerzhaft und schreien geradezu nach einem probaten Mittel. Ein Sitzbad aus je 2 Handvoll Bärten des Mais, 2 Handvoll Hundszahngras, 2 Handvoll Königskerzenblüten und 1 Handvoll Zinnkraut, mit 4 bis 5 Litern Wasser überbrüht, ist im akuten Stadium angebracht. Unterstützen läßt sich die Wirkung mit einer Abkochung von 1 Teelöffel Löwenzahnwurzel, fein geschnitten, 1 Teelöffel schwarzer, getrockneter Wacholderbeeren und 1 Teelöffel Petersiliensamen mit ½ l Wasser. 5 Minuten sprudelnd kochen und 20 Minuten ziehen lassen. Jeweils morgens nüchtern 2 Tassen davon trinken. Viel anstrengende Bewegung (Treppensteigen), um den Abgang des schmerzverursachenden Steines zu fördern. Was für Nierensteine hier ausgeführt ist, gilt gleichermaßen für **Blasensteine.**

Oxyuren, wie die **Madenwürmer** auf lateinisch genannt werden, sind eine verbreitete Wurmkrankheit und oft ein Anlaß für Gesundheitsschäden. Die dünnen, weißen Fadenwürmer werden bis zu 1 cm lang und schmarotzen im Dickdarm. Meist erfolgt die Aufnahme der Parasiten beim Verzehr von rohem Obst und Gemüse, an dem noch Wurmeier haften, weil ungenügend gewaschen worden ist. Aber schon durch bloßes Anfassen von Türklinken können Wurmeier übertragen werden, um nur ein Beispiel zu nennen. Normalerweise wird man Wurmbefall nur los, wenn sich alle Mitglieder einer Familie oder einer Wohngemeinschaft entschließen, gemeinsam etwas dagegen zu unternehmen. Dabei genügt allerdings nicht das (wichtige!) oftmalige Wechseln der Unterwäsche und größte körperliche Sauberkeit, sondern man muß auch einnehmen. Und zwar: Rohe, gesunde, biologisch angebaute Möhren mit Zwiebeln gemeinsam. Gleichzeitig wird ein Tee getrunken, den man aus 6 Blüten des Rainfarns, ½ Teelöffel Weinraute- oder Koriandersamen, in Wasser kurz aufgekocht, bereitet. Dieser Tee soll 3 Minuten zugedeckt ziehen. Unterstützend wirkt ein tägliches Sitzbad mit Zinnkraut. 2 Handvoll auf 4 l Wasser, heiß überbrühen. Hier noch ein Rezept für einen zweiten Tee: Jeweils 6 Kamillenblüten mit 1 Teelöffel Sennesblätter, 2 Teelöffeln Rainfarnblüten und 6 Teelöffeln Wermutblättern mit kochendem Wasser aufgießen und davon abends 1 Tasse trinken. Weder mit Honig noch mit Zucker süßen – „Bitterkeit“ will ertragen sein.

Pankreas- oder **Bauchspeicheldrüsenentzündungen** lassen sich durch einen warmen Heublumenwickel beeinflussen. Der Wickel wird aus einem mehrfach gefalteten Leinentuch, das als Inneneinlage dient, hergestellt. Weitere Bestandteile eines Brustwickels sind Frottee-

handtuch und Flanelltuch oder Wollschal. In unserem Falle wird das Leinentuch in folgende Aufkochung gelegt: 2 Teile Meersalz (aus dem Reformhaus) werden mit 6 Handvoll Heublumen gemischt und mit 6 l Wasser aufgesetzt. Kurz aufwallen und dann ziehen lassen.
10 Minuten später kann der Innenwickel bereitet werden. Das Leinentuch wird nach dem Anfeuchten in einem trockenen Handtuch kräftig ausgepreßt und so warm, wie der Patient es ertragen kann, diesem auf den Bauch gelegt. Statt der Heublumen kann man für den Wickel auch Haferstroh, gegebenenfalls auch Kamillenblüten nehmen. Über das Leinentuch kommt das Frottee-Badetuch und dann ein Flanell- oder Wolltuch. Der Wickel bleibt etwa 30 Minuten liegen. Die Haut danach mit Rosmarin-Wasser kalt abwaschen und frottieren.

Reisekrankheit hat im Zeitalter des Autos schon manche Fahrt beschwerlich gemacht – ein Umstand, der nicht sein muß. Die Volksmedizin verfügt gleich über eine Reihe von Pflanzen, welche die nur schwer zu erklärende besondere Empfänglichkeit für diese Krankheit mindern. Aber: Es dauert! Mit Schnellreparatur ist es bei der Lösung der krampfartigen Zustände nicht getan. Geeignet sind Kraut und Blüten von Lavendel, Salbei, Minze, aber auch von der Rose. Die Kräuter hängt man zum

Trocknen im Schatten auf und gießt sie dann, jeweils 1 Teelöffel mit 1 Tasse heißen Wassers, auf. Einige Tage vor jeder längeren Reise anzuwenden, vorbeugend (bis zur möglichen gänzlichen Heilung) über längere Zeit. Ratsam ist es, die verschiedenen Kräuter untereinander abwechselnd zu verwenden.

Röteln sollte man nicht ohne den Arzt behandeln. Empfehlenswert sind jedoch unterstützende kalte Waschungen (mit Rosmarin als Badezusatz), Fasten, verbunden mit Klistieren.

Schluckauf befällt einen häufig dauerhaft und – als Folge von Erregungszuständen – meist immer dann, wenn man ihn am wenigsten brauchen kann. Linderung bringt Fencheltee. Jede Apotheke hält ihn für die Behandlung von Darmverstimmungen bei Säuglingen bereit. Aber man kann auch Wermut, Lavendel und Salbei (je 1 Teelöffel auf 1 Tasse, frisch gepflückt vom Kräuterbeet ist wirksamer als getrocknet!) mit kochendem Wasser aufbrühen und davon schluckweise trinken. **Magendrücken** wird auf diese Weise gleich mitbehoben. Wer immer es einrichten kann, sollte ein Kräuterbeet in der Nähe seiner Küchentür haben, unter Umständen genügt schon ein Blumenkasten auf dem Balkon mit den wichtigsten Heilpflanzen (siehe auch Anbauempfehlungen für Heilkräuter, Seite 92ff).

Schuppenflechte erfordert die Anwendung blutreinigender und zugleich beruhigender Mittel sowie eine möglichst reizlose Kost. Von den Heilpflanzen her stehen Kamille und Lavendel, aber auch Salbei und Thymian im Vordergrund, wiewohl es eine Reihe weiterer Kräuter gibt, die wirksam sind und angewendet werden. Dazu zählt auch die Lindenblüte. Man nehme von den oben angeführten Heilpflanzen jeweils 2 Teelöffel (Kraut und Blüte gemischt) und gieße sie mit 5 Tassen Wasser kochend heiß auf. Jeweils morgens nüchtern sowie mittags und abends vor dem Essen wird über lange Zeit eine Tasse davon getrunken. Als erstes wird sich der Juckreiz mildern. Später ist in den meisten Fällen eine Abschuppung und Erneuerung der Haut eingetreten, allerdings gibt es einige Formen, die der Behandlung widerstehen.

Trigeminusneuralgien, die vornehmlich ältere Menschen befallen, haben ihre Ursachen oft in Zahn-, Kiefer- oder Nebenhöhlenentzündungen. Einreibung der betroffenen Gesichtshälfte mit balsamischem Melissengeist und nachfolgendes Auflegen einer Dampfkompresse (Gaze 2 Minuten in kochendem Wasser liegen lassen, dann in einem Handtuch ausdrücken. Auf dem Handrücken prüfen, ob es erträglich ist.). Die Gesichtsauflage mit einem Wolltuch warm halten. Oft tritt schon nach kurzer Zeit Linderung ein. Kompresse nach 10 Minuten abnehmen. Gegebenenfalls erneuern.

Übelkeit läßt sich auf natürliche Weise in Ordnung bringen. Gute Erfahrungen liegen beispielsweise mit folgender Teemischung vor: Insgesamt 2 Teelöffel Blätter von Pfefferminze, Blüten der echten Kamille und Blätter der Melisse werden vermengt, mit 1 Tasse Wasser heiß aufgebrüht und etwa 10 Minuten zum Ziehen beiseitegestellt. Dann fügt man für 3 Minuten noch 3 Blätter Salbei hinzu. Diese Teemischung wird, möglichst warm, langsam getrunken, wobei man die Flüssigkeit einige Zeit im Munde behält, ehe man sie herunterschluckt.

Unwohlsein, hervorgerufen bei Frauen durch das Ausbleiben der Regel, gehört, soweit es in Blutstauungen im Unterleib seine Ursache hat, unbedingt in die Behandlung des Arztes. In erster Linie werden davon Frauen betroffen, die im Beruf viel sitzen müssen und wenig Bewegung haben. Sie klagen meist über Schmerzen im Kreuz, zum Unterleib hin ziehend, und sind leicht seelisch verstimmt. Pfarrer Kneipp riet in solchen Fällen zu warmen Sitzbädern. Neuerdings fügt man solchen Bädern Kamille zum **Krampflösen** zu.

Venenentzündung läßt sich mit am Ort der Entzündung aufgelegten Kompressen beikommen. Diese werden in den nachstehend beschriebenen Absud getaucht und leicht ausgedrückt: 2 Knoblauchknollen, 1 Handvoll Distelblüten, 2 Handvoll Schafgarbe, ½ Handvoll Veilchen werden mit ½ l kaltem Wasser aufgesetzt und zum Kochen gebracht. Etwa 30 Minuten abkühlen lassen, dann abgießen und erst anwenden, nachdem die Flüssigkeit handwarm ist. Im Falle akut auftretender Schmerzen, bei einem Anschwellen der Beine oder einsetzendem Fieber sofort Arzt oder Heilpraktiker zuziehen. Empfehlenswert ist die Anwendung kalt-feuchter Lehmpackungen als Soforthilfe, ebenso das Ansetzen von Blutegeln. Die Ernährung unverzüglich auf Rohkost umstellen, sofern man sich nicht überhaupt zu einem Heilfasten entschließt. Im akuten Stadium ist Darmentlastung durch ein Klistier angebracht. Jede Venenentzündung erfordert eine drei- bis sechswöchige Bettruhe mit Hochlagerung der Beine.

Verstauchungen und **Verrenkungen** lassen sich beheben, indem man Breiumschläge mit Comfrey *(symphytum officinalis)* macht. Man dreht die Blätter und Wurzeln der Pflanze durch einen Fleischwolf, streicht die frische Auspressung auf ein Leinentuch und legt dasselbe auf die betroffene Stelle. Die Heilwirkung tritt meist rasch ein. Comfrey war im Mittelalter eines der gebräuchlichsten Heilkräuter. Heute wird es vielfach im biologischen Landbau verwendet (Kräuter-Gärwasser, Abdeckung, Kompostbereitung).

Warzen lassen sich beseitigen, indem man den dicken, gelblichen Schöllkrautsaft direkt aus dem durchgebrochenen Stengel auf die Warze tropfen läßt. Mehrmals wiederholen, bis die Warze braun wird und abfällt.

Wunden, die schwer heilen wollen, werden mit Verbänden aus frisch gepreßtem Schafgarbensaft oder Saft aus den Triebspitzen von Tannen behandelt. Letzere haben eine stark antibiotische Wirkung. In der russischen Armee wurden die Soldaten während des letzten Krieges durch einen Tagesbefehl angehalten, junge Triebspitzen von Tannen zu kauen, und zwar als Vorbeugung gegen gefährliche **Infektionen.**

Xanthippen verabfolge man einen Aufguß von Baldriantee, gewonnen aus dem im September oder Oktober ausgegrabenen und gut getrockneten Wurzelstock. Dieser Tee stellt die nötige Ruhe wieder her.

X-beliebigen Kräutermixturen, wie sie auf Werbeveranstaltungen angeboten werden, sollte man mit gesundem Mißtrauen begegnen. Es empfiehlt sich, die Zusammensetzung genau zu studieren und gegebenenfalls auch um eine Apothekerauskunft zu ersuchen, ehe man gutes Geld anlegt. Dieses gilt nicht so sehr für alte Volksheilmittel, z.B. Ziegenbuttersalbe gegen rheumatische Beschwerden oder Schieferöle, wie sie im Alpenraum hergestellt und feilgeboten werden.

Y**ing** und **Yang** sind weltanschaulicher Bestandteil chinesischer Ganzheits-Behandlung und in Anwendung dieser ältesten Volksmedizin der Welt nicht wegzudenken. Nach Ying und Yang ist alles von Lebenskraft durchflossen. Diese Kraft wirkt in unseren Körpern. In groben Zügen läßt sich sagen, daß etwa Organe wie Magen oder Blase, die als Hohlkörper Stoffe aufnehmen und sie ausscheiden, als Ying-Organe bezeichnet werden, während Herz und Lunge beispielsweise Yang-Organe sind. Die Kunst der chinesischen Ärzte besteht nun darin, Ying und Yang ins Gleichgewicht zu bringen. Dabei leisten Akupunktur (Setzen von Nadeln) und Akupressur (Fingerdruck) gute Dienste. Die hochdifferenzierte Heilmethode läßt sich bis in die Steinzeit zurückverfolgen. Auch bei dieser Lehre spielen Kräuter eine Rolle, beispielsweise wird bei einigen Behandlungen gemeiner Beifuß verbrannt und die Wärme auf den zu beeinflussenden Reizpunkt des Körpers übertragen. Heilerfolge kommen nicht zuletzt dadurch zustande, daß durch die Nadelung der geistige und emotionale Zustand des Menschen mit in den ärztlichen Prozeß einbezogen wird.

Zahnfleisch-Geschwüre lassen sich mit einem Tee, gemischt aus Blättern und Blüten des Löffenkrautes *(Cochleria officinalis)*, behandeln, Mit Salbei, Zinnkraut und Honig (von jedem Kraut 1 Teelöffel auf 1 Becher, kochend heiß überbrühen, ziehen lassen und abseihen) ergibt dieser Tee, abgekühlt, ein gutes Gurgelwasser. Auch treibt ein solcher Tee Schweiß und Harn. Mit Milch vermischt wirkt der frisch gepreßte Saft des Löffelkrautes außerordentlich blutreinigend – ideal also für eine **Frühjahrskur**.

Zellulitis läßt sich durch zweimalige Hand- und Fußbäder am Tag bessern, wobei man in das sehr heiße Wasser je Eimer 5 Handvoll Heidekraut, 4 geriebene (biologisch angebaute) Zwiebeln, 5 Handvoll getrocknetes Hundszahngras, 5 Handvoll Schöllkraut und 2 Handvoll Zinnkraut gibt. Unterstützend: Tee von schwarzen Wacholderbeeren (1 Teelöffel je Tasse).

Bewährte Hau

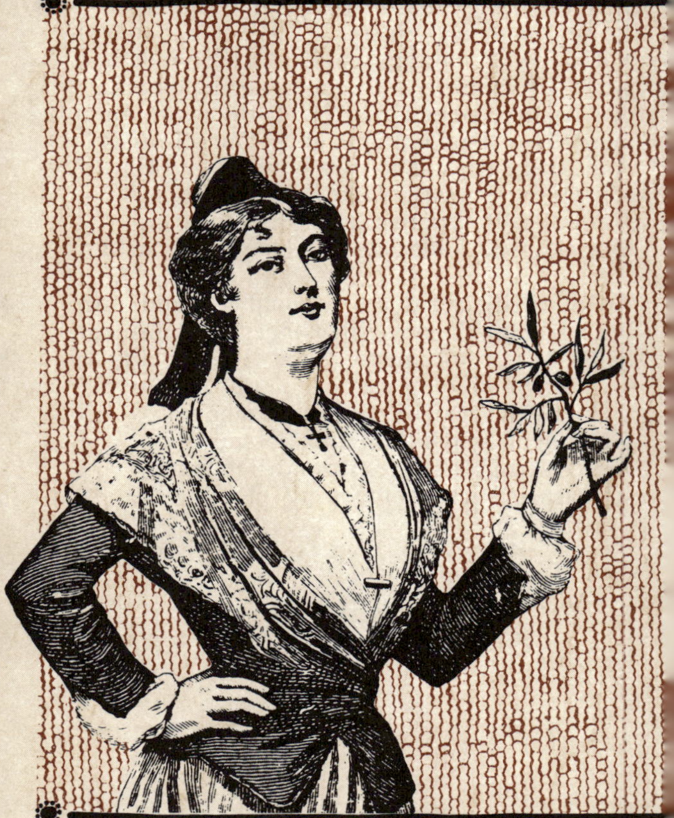

nittel in wenigen Worten

Hausmittel waren früher auf jedem Bauernhof gang und gäbe. In meiner Jugend habe ich noch erlebt, wie zwei Menschen aus der Stadt, Apotheker von Beruf und Brüder dazu, am Sonntagmorgen mit dem Radl auf einen bayrischen Bauernhof kamen und aus ihren Rucksäcken allerlei Mittel für Mensch und Tier hervorkramten. So hatten sie mit dem Geschäft zugleich Bewegung an der frischen Luft, und des Abends sah ich sie auf der Heimkehr Kräuter sammeln, die sie wohl unter der Woche zu allerlei Tinkturen und Salben verarbeiten mochten. Das also begab sich zu der Zeit, als die Apotheker noch selber ihre Pillen drehten und nicht in erster Linie Verkäufer von bereits Abgepacktem waren . . .

Nun – schauen wir uns einige dieser Hausmittel einmal etwas näher an.

Bei steifem Hals:

Man trägt zerquetschte rohe Zwiebeln messerrückendick auf und läßt sie, mit Gaze bedeckt, unter einer Wärmflasche einwirken.

Bei Sommersprossen:

Dagegen hilft oft der Saft ausgepreßter Veilchen.

Bei Schweißausbrüchen:

Häufigen Schweißausbrüchen wirkt man mit einer Abkochung von jungen Tannenknospen entgegen. Schlückchenweise langsam trinken!

Bei Sodbrennen:

Es hilft ein Tee, aus Kamille und Minze gemischt, je 1 Teelöffel pro Tasse.

Bei wunden Mundwinkeln:

Sie lassen sich durch Auflegen einer Meerrettichscheibe heilen.

Bei Pickeln:

Bei Pickeln im Gesicht ist folgende Maske angebracht: 50 g Bierhefe mit einem Becher Naturjoghurt verrühren, darunter eine im Mixer pürierte Knolle der Schwertlilie mengen und den Brei messerrückendick auftragen. Sobald er erhärtet ist, läßt er sich mit warmem Wasser leicht wieder abnehmen. Häufiger wiederholen!

Bei Halsschmerzen:

Sie flauen ab, sobald man einen Wickel mit Quark anlegt. Hierzu auf ein Leinentuch einen halben Finger dick frischen Magerquark streichen und etwa 45 Minuten um den Hals legen. Mit einem Wolltuch abdecken. Gleichzeitig mit Salbeitee gurgeln. Kann so lange

erneuert werden, bis Abschwellung eintritt. Sollte es zum eitrigen Abzeß kommen, statt des kalten Wickels Säckchen mit warm zerquetschten Pellkartoffeln auflegen.
Unbedingt einen Arzt zuziehen!

Bei Nasenbluten:

Bei Nasenbluten hilft es, wenn man einen Wattepfropfen, in Schafgarbentee getränkt, in das blutende Nasenloch steckt.

Bei Altersfrösteln:

Das Frösteln läßt sich beheben, indem man ein 3 cm langes Stück Zimtrinde mit einer Tasse Wasser ca. 15 Minuten lang kocht und diesen Tee, mit Honig gesüßt, zu trinken gibt.

Bei Aufgeregtheit:

Aufgeregtheit, besonders bei Kindern, kann man dadurch beikommen, daß man 1 Tasse Tee aus weißen Taubnesseln verabreicht (1 Teelöffel voll, frisch oder getrocknet, genügt).

Bei Krätze:

Von Krätze befallene Stellen reibt man mit Ringelblumenöl ein, das man gewinnt, indem die Blüten dieser Blume zusammen mit reinem Olivenöl in einer Glasflasche einige Wochen hindurch der Sonne ausgesetzt werden.

30 Minuten nach jeder Einreibung mit Kernseife abwaschen.

Bei Fußkrämpfen:

Krampfartige Fußbeschwerden lassen sich dadurch beheben, daß man die Füße einige Wochen lang des Abends in einer Abkochung der Wurzel des großen Farnkrautes badet.

Bei rotem Urin:

Man trinke täglich 2 Tassen Taubnesseltee.

Bei Heiserkeit:

Heiserkeit ist dadurch zu beseitigen, daß man Bratäpfel mit Zucker ißt.

Bei Frost in Armen und Beinen:

Frostbeulen lassen sich heilen durch die Auflage gebratener Zwiebeln – wo immer möglich aus biologischem Anbau.

Bei Hysterie:

Gegen Hysterie kocht man Blätter und Wurzeln der Wegwarte in einem Gemisch aus halb Wasser, halb Weißwein 15 Minuten lang und gibt davon schluckweise (gegebenenfalls mit Honig gesüßt) zu trinken.

Bei Blutarmut:

Ausgepreßter oder zentrifugierter Saft von jungen, grünen Brennesselblättern ist gut gegen Blutarmut. Geeignet ist auch Tee von weißblühenden Taubnesseln sowie von Thymian (1 Teelöffel Kraut und Blüten auf 1 Tasse kochendes Wasser). Roher Möhrensaft aus garantiert biologischem Anbau oder der ausgepreßte Frischsaft von schwarzen Johannisbeeren sollten in der Kost nicht fehlen, ebenso frisch zubereiteter (nicht tiefgefrosteter) Spinat.

Bei Muskelkater:

Man vertreibt ihn rasch durch Einmassieren von Arnika-Öl. Herstellung wie beim Ringelblumenöl beschrieben (siehe Seite 80).

Bei Nesselsucht:

Hier sind Waschungen mit Essigwasser und Einreibungen mit Johanniskrautöl angebracht. Auch dieses Öl kann man selbst nach dem auf Seite 41 beschriebenen Verfahren auf Vorrat herstellen. Bei längerer Aufbewahrung kühl lagern und möglichst luftdicht verschließen, um ein Ranzigwerden des Öles zu vermeiden.

Bei Blähungen:

Sie werden durch eine Aufkochung von Anissamen rasch vertrieben.

Bei Schnupfen:

Bei Schnupfen übergießt man Blüten und dünne Scheiben von Äpfeln mit kochendem Wasser, läßt 10 Minunten zugedeckt ziehen, seiht durch, fügt Honig hinzu, außerdem den Saft von ½ frischen ungespritzen Zitrone und gibt hiervon zu trinken.

Zur Entgiftung des Harns:

Aus der zu Pulver zerstoßenen Wurzel des Attichs (in Norddeutschland bekannt unter dem Namen Zwergholunder) läßt sich ein Tee bereiten, der stark wassertreibend ist und Giftstoffe aus dem Urin herauslöst. Dazu etwa 14 Tage lang 8 Wacholderbeeren täglich gut kauen.

Bei Schwäche:

Nach überstandener Krankheit gibt man zur Stärkung den ausgepreßten Saft der großen Bibernelle *(Pimpinella magna)*, zu gleichen Teilen mit Honig vermischt. Dies leitet die letzten noch verbliebenen Giftstoffe aus dem Körper.

Bei Geschwüren und Wunden:

Bei aufzuweichenden Geschwüren oder bei Wunden bringt man den zu Pulver zerstampften, mit kochendem Wasser zu Brei verrührten

Samen vom Bockshornklee *(Trigonella foenum graetum)* mit einem Leinenlappen noch warm auf. Auch bei **Ischias** anzuwenden.

Bei Brandwunden:

Um Verbrennungen zu heilen, verreibt man Klettenblätter mit frischem Eiweiß, verstreicht die Masse auf einem Leinenlappen und bedeckt damit die Brandwunde.

Bei Schulterschmerzen:

Ungewaschene Schafwolle auflegen!

Bei Gelenkrheuma:

Weißkohl klein hacken und als Packung auf die schmerzenden Gelenke aufbringen.

Bei allgemeinem Schwächezustand:

Salbei-Kräuterwein, der dem gesamten Organismus und seiner Stabilisierung dienlich ist, kann man selbst herstellen. Dazu gießt man 1 Handvoll frischer Blätter des Krautes mit ungezuckertem Weißwein (Elsässer Edelzwicker oder ähnlichem, möglichst aus naturnahem Anbau) auf und läßt das Produkt, wohlverkorkt, einige Zeit stehen.

Zur Reinigung von Niere und Blut:

Blutreinigung im Frühling läuft auch über die Ernährung; die erste, junge Brunnenkresse wirkt nicht nur reinigend, sondern darüber hinaus magenstärkend. Die gut gewaschenen Blätter macht man mit Salatöl und schierer Zitrone an. Nebeneffekt: günstiger Einfluß auf Erkrankungen der Niere.

Bei Atemnot:

2 kg grüne Fichtennadeln oder kleingehackte junge Zapfen vom selben Baum setzt man mit 4 l Wasser kalt auf und läßt sie mindestens 30 Minuten kochen. Durch ein Sieb wird die Abkochung dem warmen Badewasser zugesetzt. Ein Vollbad bringt Linderung bei Atemnot und **Brustverschleimung,** entfaltet seine Wirkungen zugleich auch gegen **Hautausschläge** und **Geschwüre.** Bei **Fußschweiß** nehme man Fußbäder von der selben Sorte zwei- bis dreimal die Woche. Einige Walnußblätter, mit hineingetan, verstärken die Wirkung.

Bei Nierensteinen:

Nierensteine haben sich schon geteilt und wurden ausgeleitet, wenn Ginster, in purem Wein gekocht, mit Honig gesüßt, regelmäßig getrunken wurde.

Bei Flechten und Hautausschlägen:

Man koche aus den Blättern der Waldhimbeere einen Absud (1 Teelöffel Blätter auf 1 Tasse Wasser) und bringe diesen mit Gaze auf die erkrankte Hautpartie auf.

Frühjahrskur:

Vom Holunderstrauch schneidet man im Frühjahr 6 bis 8 Blätter, zerkleinert sie mit einem Messer und gießt sie jedesmal neu mit 1 Tasse sprudelnd kochenden Wassers zu einem Tee auf. Ein ausgezeichnetes Mittel, um Winterschlacken aus dem Körper zu entfernen. Der Tee wird morgens nüchtern, 1 Stunde vor dem Frühstück genommen. Empfohlene Dauer: 5 Wochen.

Bei Depressionen:

Öl aus der Wurzel von Kalmus *(Acorus calamus)* macht gedankenklar und vertreibt depressive Zustände. Man nimmt über längere Zeit regelmäßig bis zu 20 Tropfen zweimal am Tag und wird die Welt in anderem Lichte sehen.

Bei Magengeschwüren:

Man bereite aus den getrockneten Blättern des Vogelknöterichs einen Tee und trinke davon alle 30 Minuten ein Schnapsglas voll. Dieses ist eine 1-Tages-Kur!

Zur Wundheilung:

Frische Melissenblätter, zerquetscht und auf Wunden gelegt, wirken reinigend, kühlend und mildern die Schmerzen.

Bei Leberbeschwerden:

Aus dem Heilkraut Odermennig bereiteter Tee ist eines der besten Mittel der Volksmedizin gegen Leberleiden. Er wird aus den Blättern (1 Teelöffel pro Tasse) zubereitet.

Salbe gegen Bluterguß:

Indem man gleiche Teile von blühendem Dill und Olivenöl mischt, 24 Stunden stehen läßt, dann auspreßt und mit heißgemachtem Bienenwachs (Vorsichtig: Brandgefahr) vermischt, gewinnt man eine ausgezeichnete Salbe gegen Bluterguß.

Bei kalten Füßen:

Kalte Füße reibt man mit einer Mischung aus Arnikatinktur und Franzbranntwein im Verhältnis 1 : 2 ein. Das Mittel wirkt zuverlässig und sofort.

Bei Manneschwäche:

Der Samen von Basilikum, eingenommen, wirkt gegen Mannesschwäche.

Zahnpasta selbst bereiten

Zahnpasta aus Naturprodukten kann man sich leicht selbst herstellen. Dazu mischt man 40 g Salbeiblätter, 40 g Rosmarinblätter, 45 g Sepiaknochen aus einer Tierhandlung, 50 g verkohltes Weißbrot, 5 g Gewürznelken, 40 g Natriumperborat aus der Apotheke mit reinem Glyzerin nach Bedarf und verreibt das Ganze gründlich. Übrigens: Ein originelles Geschenk für Freunde!

Bei Hämorrhoiden-Schmerzen:

Leinöl läßt sich gut als kühlendes Mittel bei Hämorrhoiden anwenden. Setzt man ihm süßes Mandelöl zu, so gewinnt man ein ausgezeichnetes Mittel bei **Brandwunden.**

Bei Gliederschmerzen:

Ein aus den Blättern der schwarzen Johannisbeere (1 Teelöffel pro Tasse) gewonnener Tee wirkt ausgezeichnet gegen Gliederschmerzen, wird seit alters her aber auch gegen **Wassersucht** angewendet.

Der geneigte Leser mag nun freilich einwenden, warum man eigentlich soviel Umstände mache, wo derlei doch weniger beschwerlich in meist schon abgepackter Form in Apotheken oder Drogerien zu kaufen wäre. Er irrt.

Es geht hier zunächst einmal darum, etwas selbst, ganz allein aus sich heraus zu machen. Wer erst einmal dahintergekommen ist, welche Sicherheit dies gibt und wie das „Etwas-selberkönnen" beglückt, wird von der Eigeninitiative wohl kaum wieder lassen.

Sodann geht es aber auch darum, ein tieferes Verständnis für den eigenen Körper wiederzugewinnen. Dem „Reparaturbetrieb" Medizin wird Selbsthilfe zur Seite gestellt, getreu der alten Regel, daß jeder selbst sein bester Arzt ist.

Die soziale Komponente soll nicht vergessen sein. In einer Zeit, in der die Kosten im Gesundheitswesen bis zum „Nicht-mehr-Bezahlbaren" hin explodieren, wird Selbsthilfe dort, wo sie angebracht ist, zur Selbstverständlichkeit. Besinnung auf die Volksmedizin und die ihr innewohnenden Kräfte wird rein ökonomisch zum Gebot der Stunde. Allerdings darf das in keinem Falle dazu führen, daß ein notwendiger Gang zum Arzt unterlassen oder mit Sachverhalten operiert wid, von denen man nichts versteht. Die Anknüpfung an die uralte Tradition des Selber-Heilens ist nicht mehr möglich. Wir müssen das Verhältnis zu unserem Körper und zur Hilfe in Krankheitsfällen erst wieder neu entdecken. Deshalb gilt: Nichts tun auf Gebieten, wo man nicht genau Bescheid weiß. Im Zweifel stets einen Arzt oder Heilpraktiker zu Rate ziehen und in allem die größte Sorgfalt walten lassen. Insonderheit sind Kräuter, die man nicht kennt, tunlichst zu meiden. Gottes große Apotheke ist nicht nur gut, es gibt eine Anzahl von Pflanzen lebensgefährlicher Giftigkeit.

Beherzigt man aber die genannten Regeln und übernimmt sich nicht, können die überreichlich vorhandenen Heilkräfte der Natur von großem Nutzen für die eigene Gesundheit und zum Segen für die ganze Familie werden.

Notizen

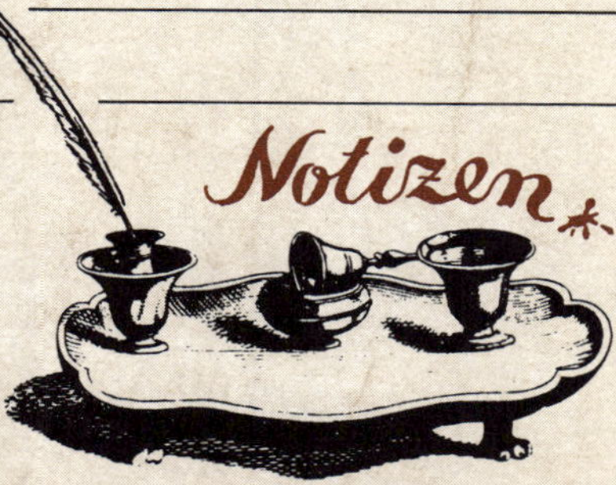

H

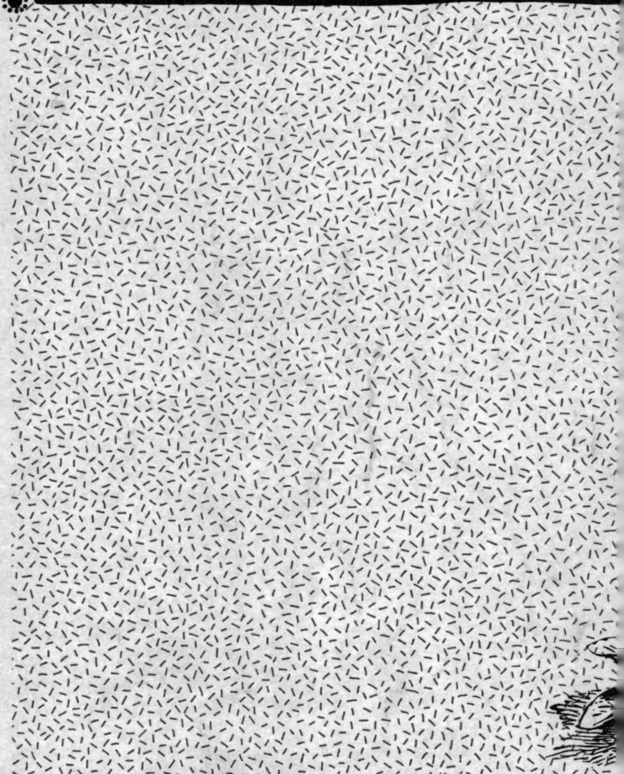

kräuter — selbst gezogen

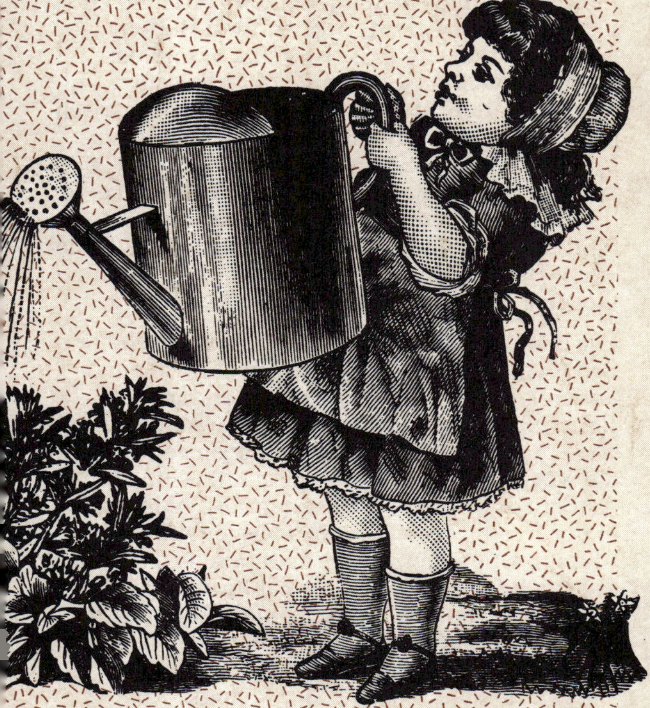

Natürlich kann man Heilkräuter im eigenen Garten anbauen. Man gewinnt dadurch nicht allein den Vorteil, um eine geringe Mühe die Mittel für die eigene Gesundheit nach Bedarf und ohne große Kosten jederzeit zur Hand zu haben, sondern „erntet" obendrein Bodengesundheit. „Unsere Erde ist krank – und das eigentlich schon, seitdem sie der Mensch bebaut, und nicht erst, seitdem er sie barbarisch behandelt", schrieb mir vor vielen Jahren ein Freund. Damals kam mir das übertrieben vor – heute muß ich ihm Abbitte tun. Der Blick in eine beliebige Tageszeit genügt. Irgendwo ist fast immer vom notwendigen Bodenschutz die Rede – ein Begriff, der vor 10 Jahren nicht einmal Gegenstand der öffentlichen Diskussion war.

Für den Anbau von Heilkräutern im bescheidenen Rahmen eines Gartens spricht noch ein anderer Aspekt. Bei der zunehmenden Beliebtheit, der sich Heilkräuter erfreuen, werden nicht nur Wildpflanzenarten gepflückt, die wegen ihrer Seltenheit geschützt sind, sondern es werden die Bestände an Wildpflanzen in der freien Natur geradezu ausgebeutet. Dies sollte in einer Zeit, in der man bereits dabei ist, künstlich Gen-Banken von Wildfloren anzulegen, um für unsere Nachkommen Bestände zu erhalten, nicht unbedacht bleiben. Würden wir die gleiche Sorgfalt für die Vorgänge in der Natur aufwenden wie für die Technik, wir würden, begriffen wir es nur erst, über das, was da an Verarmung rund um uns herum geschieht, ganz schön betroffen sein.

Das Heilpflanzenbeet im eigenen Garten kann also in vielfachem Sinne zum Segen gereichen. Richtig angebaut fördert es die Gesundheit von Boden, Pflanze, Tier und Mensch. Denn was könnte wohl reichhaltiger sein und befruchtender auf die Gesamtkultur eines Gartens wirken als ein Kräuterbeet?

Die Anregung dazu, wie sich ein solches Beet in jeden, auch noch so kleinen Garten vorteilhaft einpassen läßt und wie man viele Kräuter auf kleinem Raum zusammenbringen kann, ohne daß sie sich stören, ist vor einigen Jahren fast vom Rande der Erde zu uns gekommen. Das Zauberwort heißt „Perma-Kultur“ und ist noch so neu, daß man es in Nachschlagewerken kaum findet. Eingeweihte indessen bekommen glänzende Augen, wenn sie davon hören.

Ein wesentlicher Gedanke dieser wohldurchdachten, neuen Gartenkultur beruht darauf, daß sich viele Pflanzen mit nur geringfügigen baulichen Veränderungen (Glasvorbauten, Veränderung des Milieus durch pflanzliche Aufbereitung des im Haus anfallenden Abwassers usw.) in die unmittelbare Wohnumwelt des Menschen holen lassen. Die Tomatenstaude am Glasfenster der guten Stube wird dadurch ebenso Wirklichkeit wie zum Küchenfenster hereinwachsende Kräuter.

Die Kräuter-Spirale der Perma-Kultur.

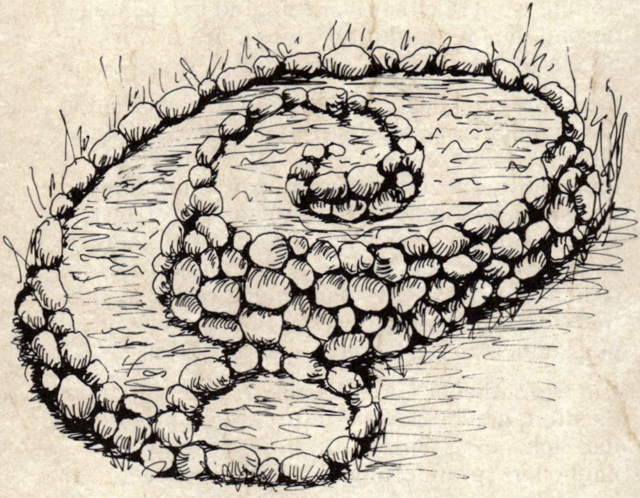

Geradezu geniale Ideen aber haben Bill Mollison, so heißt der junge Architekt aus Australien, auf den die „Perma-Kultur“ zurückgeht, und seine Freunde im Hinblick auf den Anbau von Kräutern entwickelt. Fußend auf der Erfahrung, daß jedes Kraut seine eigenen Ansprüche an den Boden stellt, wenn es gedeihen soll, haben sie ein spiralförmig angelegtes Beet erfunden, die sogenannte „Kräuter-Spirale“. Ein solches Beet läßt es durch die Art seiner Anlage beispielsweise zu, daß die ein ausgesprochen saures und feucht-nasses Milieu liebende Brunnenkresse direkt neben der „Sandpflanze“ Schafgarbe mit ihren Ansprüchen an Trockenheit gedeiht.

Für die Brunnenkresse hat Bill Mollison extra ein 1 m tiefes Loch ausgehoben und mit einer Kunststoffplane auch seitlich wasserdicht gemacht. Der obere Rand dieser Plane wird von einem ausgedienten Autoreifen, dessen eine Seitenwand herausgeschnitten worden ist, gebildet. Das Ganze schließt (siehe Zeichnung) mit der Eroberfläche ab. In dieses Loch füllte Mollison Kiefernnadeln, Walderde und Laub und schwemmte das Ganze mit gesammeltem Regenwasser auf. So wurden künstlich Verhältnisse wie in einem Sumpfgebiet geschaffen, Verhältnisse, unter denen die als Heilpflanze und als Küchenkraut gleichbedeutend wertvolle Brunnenkresse gedeiht.

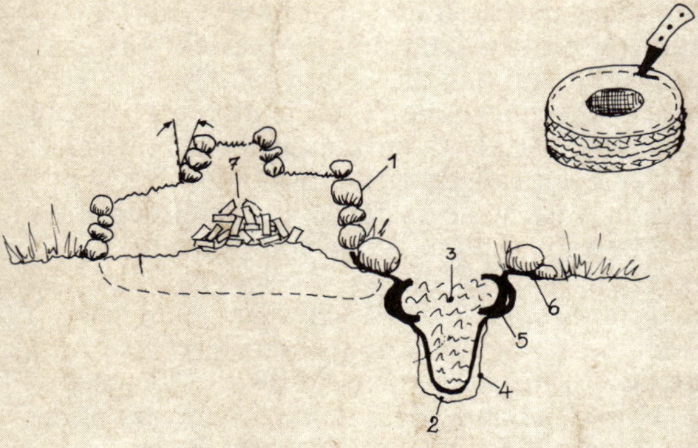

Schnittzeichung durch eine Kräuter-Spirale:

(1) Steinmauern zum Halten des Erdreichs, leicht schräg geneigt. (2) Das 1 m tiefe Loch, ausgekleidet mit (4) Plastikfolie. (3) Die Füllung des Loches mit Wasser und Walderde. (5) Die obere Begrenzung des Loches bildet ein ausgedienter Autoreifen, aus dem die eine Seitenwand herausgeschnitten worden ist. (6) Überlappende Folie, mit Steinen befestigt. (7) Bauschutt, in der Mitte gepackt, wirkt als Drainage.

Die Pflanzerde

Die Erde zur Anzucht der Kräuter will sorgfältig bereitet sein. Man nimmt: 2 Teile gut ausgereifter Komposterde, 1 Teil Lehm und 2 Teile Sand, mischt alles sorgfältig. Jede Schicht mehrmals umschaufeln und durchharken (wie beim Betonmachen von Hand). Dabei so viel Wasser durch Überbrausen mit der Gießkanne zusetzen, daß die Erde für die Anzucht die normale Erdfeuchte aufweist. Die Mischung wird anschließend durchgesiebt und in die Tomatenkiste eingefüllt (einen fingerbreiten Rand belassen). In diese Kiste wird gesät. Nachdem die Pflänzchen aufgelaufen und fingernagelhoch herangewachsen sind, werden sie in besonders hergerichteten Kisten pikiert (vereinzelt).

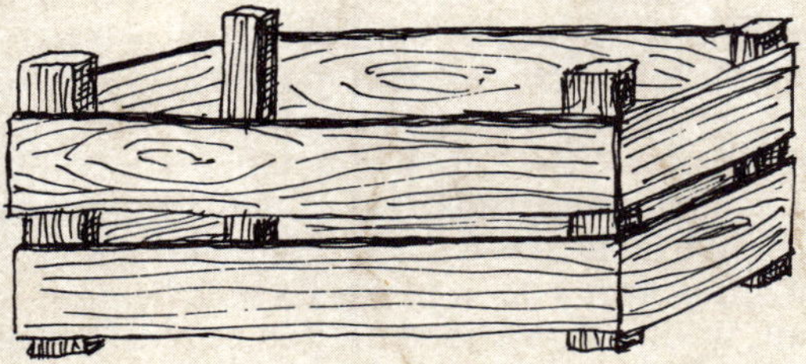

Der eigene Garten als Quelle der Gesundheit

Es gab bei uns einmal eine Zeit – und sie ist noch nicht so lange her, da wäre die Frage, die wir jetzt behandeln wollen, gar nicht erst aufgekommen. Es geht nämlich darum, daß man Heilpflanzenanbau nur auf gesundem Boden betreiben soll, der weder mit treibender Düngung noch mit Unkraut- oder Insektenbekämpfungsmitteln in Berührung gekommen ist.

Noch 1903 wurde von einem kaiserlichen Gericht ein Landschaftsgärtner zu einem Jahr und drei Monaten Zuchthaus und zu zwei Jahren Ehrverlust verurteilt, weil er in einem Garten durch zuviel Chilisalpeter schwere Düngerschäden an Bäumen und Sträuchern verursacht hatte. Überdüngungsschäden als Straftat – oje, wer würde da heutzutage wohl alles sitzen!

Nun – Heilkräuter im eigenen Garten vertragen künstliche Düngung und Spritzen von synthetischen Mitteln nicht, wendet man beides trotzdem an, nimmt man in Kauf, daß die Heilwirkung leidet. Auch von daher ist der Eigenanbau zu begrüßen: Man weiß wenigstens, was man hat. Denn in punkto Qualität gilt heutzutage mehr denn je das Gesetz: Trau, schau, wem. Die Spatzen pfeifen es mittlerweile von den Dächern, daß längst nicht alles biologisch ist, was sich dafür ausgibt.

Erst einmal müssen wir im biologischen Bereich vieles wiedererwerben, was altbekannt war, aber in Vergessenheit geriet. Und das „Lehrgeld“ ist diesmal hoch . . .

Nachstehend werden einige jener Heilpflanzen beschrieben, die in unserem Klima gedeihen und sich im Garten kultivieren lassen. Auf die Darstellung von Giftpflanzen haben wir dabei bewußt verzichtet.

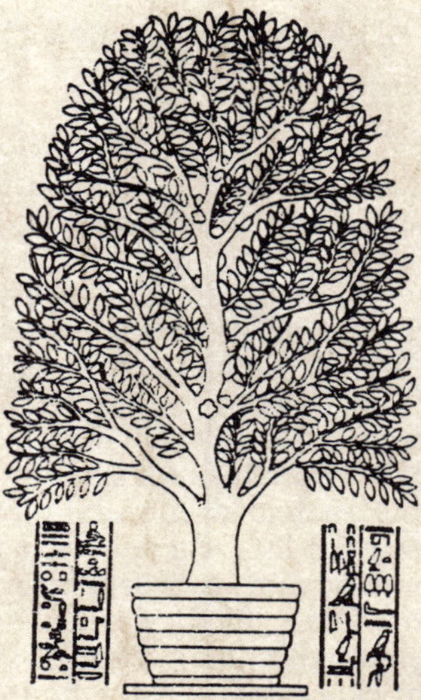

Kulturbeispiele im einzelnen

Alant *(Inula helenium).* Im März in Saatkisten aussäen. Mitte September in einem Abstand von 40 x 70 cm ins Freiland verpflanzen. Im Jahr darauf darf die Wurzel erstmals vorsichtig geerntet werden. Richtigen Ertrag bringt Alant aber erst ab dem vierten Jahr nach der Aussaat. Wurzelstock und Wurzel werden, nachdem sie gehörig gewaschen worden sind, getrocknet, dann fein geschnitten oder im Mörser zu Pulver zerstoßen.

Anwendung: Bei Appetitlosigkeit oder gegen Husten.

Arnika *(Arnica montana).* Die Anzucht von Arnikapflanzen ist schwierig. Es dürfte daher empfehlenswert sein, sich die Pflanzen beim Staudengärtner zu besorgen. Sonst Aussaat im April im Saatkasten unter Glas. Pikieren. Im Abstand von 20 x 20 cm im September ins Freiland. Vor dem ersten Frost mit Kiefernzweigen abdecken. Alljährlich wiederholen; die Pflanze ist frostempfindlich. Geerntet werden die Blütenköpfe ab dem zweiten Jahr, etwa von Juni bis August. Auf Drahtsieben an Tagen, an denen die Sonne scheint, zum Trocknen nach draußen stellen. Die Wurzeln werden im Spätherbst herausgenommen, ebenfalls vorsichtig getrocknet und fein geschnitten.

Anwendung: Bei Quetschungen und Verstauchungen, bei Entzündungen im Hals- und Rachenraum und bei Wundentzündungen.

Basilikum *(Ocimum basilicum).* Das einjährige Heil- und Gewürzkraut mit dem starken Aroma aus dem Mittelmeerraum liebt hohe Bodenwärme. Deshalb nicht vor Ende April in Saatkisten unter Glas aussäen. Am besten stellt man die Kisten zusätzlich in feuchten Pferdemist, damit sie von unten die nötige Wärme bekommen. Pikieren im Mai und auspflanzen Anfang Juni an Ort und Stelle. Nachsaat ist bis Mitte des Jahres möglich, im Gewächshaus gedeihen die Pflanzen bis in den Spätherbst hinein. Als Küchengewürz sehr gesucht. Verwendet wird das ganze blühende Kraut ohne Wurzel. Ernten kann man normalerweise von Juli bis September, bei Nachsaaten auch noch später. Unter Umständen wichtig, weil als Gewürz zu Tomaten, auf Pizzas usw. sehr gefragt.

Anwendung: Bei Blähungen, Magendrücken, schlechtem Schlaf.

Beifuß *(Artemisia vulgaris).* Vom Beifuß lassen sich die blühenden, getrockneten Spitzen, das Laub und die Wurzeln verwenden, und zwar ab dem zweiten Jahr mehrmals im Jahr. Ausgesät wird das Kraut im Saatkasten Mitte April, dann pikiert und Ende September/Anfang Oktober in einem Abstand von 50 cm auf mit dem

Häufelpflug gezogenen Erdwällen, die 20 cm auseinanderliegen, ausgepflanzt. Vorsicht: Nicht selbst aussamen lassen, weil sehr vermehrungsfreudig! Kann dadurch im Garten leicht zur Plage werden.

Anwendung: Getrocknete Triebspitzen und Blätter samt der kleingeschnitteten Wurzel bei Appetitlosigkeit oder zur Förderung der Verdauung.

Baldrian *(Valeriana officinalis)*. Aussaat Anfang April in Saatkiste oder Gewächshaus. Liebt viel Feuchtigkeit, daher auch beständig feucht gehaltenes Saatbeet. Die Staude wird ca. 1.50 m hoch. Endgültige Pflanzung an feuchtem Standort im Abstand von 45 x 45 cm. Blütentriebe regelmäßig ausschneiden. Ernte der Wurzelstöcke im darauffolgenden Jahr im Oktober oder November. Bei niedrigen Temperaturen (bis 35 Grad) trocknen.

Übrigens: Nicht verzagen, wenn die Saat nicht sogleich aufgeht. Die Keimdauer liegt zwischen 3 und 8 Wochen.

Anwendung: Bei Nervosität, schlechtem Schlaf und bei nervösen Herzstörungen.

Beinwell *(Symphytlum officinalis)* wird über Wurzelstecklinge vermehrt. Pflanzung im Oktober in tief gelockertes Pflanzenbeet im Freien. Gut von Wildkräutern säubern und auch

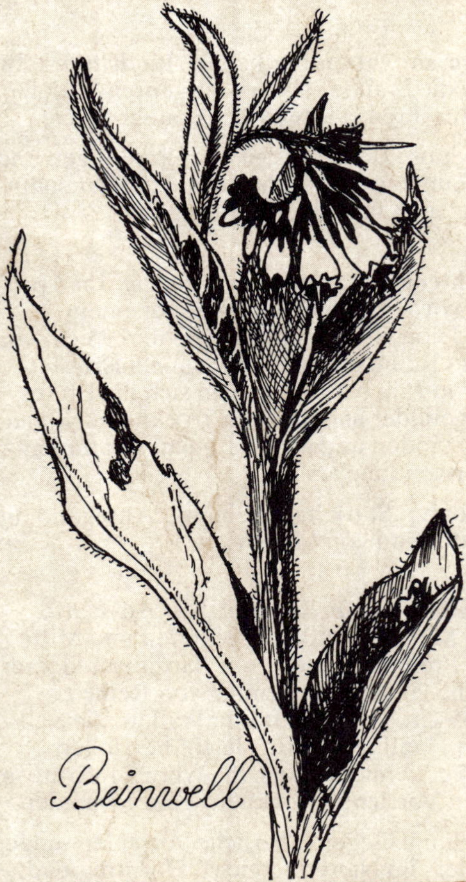
Beinwell

im Folgejahr gut sauber halten. Im dritten Jahr hat sich die Staude so stark ausgebreitet, daß sich unter ihren Blättern nichts mehr hält.

Anwendung: Bei Blutergüssen, Prellungen und Quetschungen. Als Wadenwickel bei Venenentzündungen. Sanftes Abführmittel.

Benediktenkraut *(Cnicus benedictus)*. Im April auf gut vorbereitetem Saatbeet bei einem Abstand von 50 cm in der Reihe und 25 cm von Reihe zu Reihe direkt ins Freiland auszusäen. Ernte von Juni bis Juli, sobald sich die Blütenstände gebildet haben. Zum Trocknen in kleine Sträuße binden und an schattigem Ort aufhängen. Verwendung als Tee.

Anwendung: Stark harntreibend. Anregend für die Produktion von Magensaft.

Bibernelle *(Pimpinella saxifrago)*. Aussaat Anfang März in Saatkiste, pikieren und Mitte Mai ins Freiland umsetzen. Pflanzabstände: in der Reihe 20 cm; Entfernung von Reihe zu Reihe 35 cm. Vorteilhaft: auf Wällen, die sich mit dem Handhäufelpflug leicht herstellen lassen. Verwendet werden die Wurzeln. Ernte im Oktober. Vorsichtig trocknen. Fein schneiden.

Anwendung: Gegen innerliche Verschleimungen (besonders im Nierenbereich). Harntreibend. Auch bei schlecht heilenden Wunden.

Borretsch *(Borago officinalis)*. Bis Ende Mai/Anfang Juni ins freie Land aussäen. Will viel Sonne haben. Gedeiht gut, wenn ständig genügend Feuchtigkeit vorhanden ist. Keimdauer: 1 bis 2 Wochen. Reihenabstand etwa 50 cm und von Pflanze zu Pflanze 25 cm. Das herrlich blaublühende Kraut wird von Juni bis August geerntet.

Anwendung: Bei Rheumatismus und bei Nierenentzündungen.

Brennessel *(Urtica urens)*. Im Gegensatz zu fast allen anderen Heilpflanzen sät man Brennesseln im Herbst aus, und zwar in Reihen von 35 cm Abstand sowie in der Reihe 10 cm auseinander. Die einheimische Staude wird bis zu 1.20 m hoch. Geerntet wird die im Herbst gesäte Nessel im Mai/Juni des darauffolgenden Jahres.

Anwendung: Als Tee harntreibendes Mittel, bei Nierengries, zur Blutreinigung, gegen rheumatische Erkrankungen.

Buchweizen *(Fagopyrum esculentum Moench)*. Die Aussaat kann breitwürfig ins Freiland von Anfang Mai bis Ende Juni erfolgen. Anfang September ist das blühende Kraut, und nur auf das kommt es für die Heilkunde an, erntereif. Es macht aber auch nichts, wenn sich schon erste Früchte gebildet haben. In Sträußen bündeln

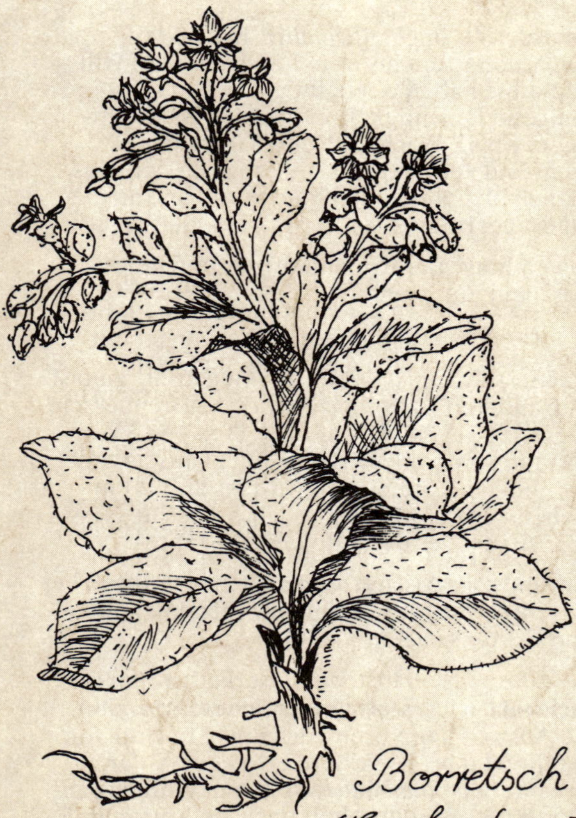

Borretsch
(Gurkenkraut)

und an schattigen Plätzen zum Trocknen aufhängen.

Anwendung: Bei Durchblutungsstörungen in Armen und Beinen, bei Arteriosklerose und Venenerkrankungen.

Eibisch *(Althea officinalis)* ist in der Naturheilkunde besonders wegen seines Schleims bekannt. Das Malvengewächs, das mit sich selbst unverträglich ist und mindestens 4 Jahre lang nicht wieder am gleichen Platz angebaut werden darf, läßt sich am besten dadurch vermehren, daß man im Herbst seine Wurzeln in Stücke von der Länge des kleinen Fingers schneidet und in 3 cm tiefe Furchen auslegt. Im Jahr darauf können Ende Oktober bis Mitte November dann die Wurzelstöcke herausgenommen werden. Sie sind hauptsächlich medizinisch wertvoll, wenngleich man Blätter und Blüten ebenfalls für Tee benutzen kann. Die Wurzeln schält man, trocknet sie schnell und schneidet sie fein.

Anwendung: Bei Husten, Heiserkeit, Katarrhen, Magen- und Darmschleimhautentzündungen.

Eisenhut *(Aconitum napellus)* ist ein schwachgiftiges Heilkraut. Es darf ohne ärztliche Anordnung oder Weisung eines Heilpraktikers nicht angewendet werden. Aussaat im Herbst.

Pflanzzeit April/Mai, alle 50 cm quer wie längs. Die Blätter lassen sich von Juni bis September, die Wurzelknollen im Herbst des zweiten Jahres ernten. Zubereitung nur nach ärztlicher Angabe.

Anwendung: Bei Neuralgien, Ischias, gelegentlich auch bei Erkältungskrankheiten.

Fenchel *(Foeniculum vulgare Mill.)* liefert uns mit seinem getrockneten Samen eine Frucht, die seit alters her als schleim- und krampflösendes Mittel bekannt ist und deshalb als Hustentee oder auch zur Krampflösung (siehe Fencheltee-gaben bei Bauchweh im Säuglingsalter) Verwendung findet. Hinsichtlich der richtigen Sortenwahl lasse man sich fachmännisch beraten. Man braucht eine alteingeführte Sorte, die sich (sofern sie nicht auswintert) mehrjährig nutzen läßt. Aussaat Mitte bis Ende Mai. Fenchel braucht beim Auspflanzen Platz. Ein Abstand von 50 cm in der Reihe hat sich bewährt. Die einzelnen Reihen sollen mindestens auch diesen Abstand aufweisen; etwas mehr wäre besser. Die reifen Dolden können Ende September bis Mitte Oktober geerntet werden, je nach Witterung auch noch später. Die Früchte werden abgekämmt und in zu verschließenden Einmachgläsern aufbewahrt.

Gelber Enzian *(Gentiana lutea)*. Aussaat ebenfalls zur Herbstzeit in Saatkisten, jedoch zunächst nicht unter Glas. Enzian läuft erfahrungsgemäß bei Kälte schneller auf, als wenn er zu warm steht. Wenn die Entwicklung der Pflanzen und die Witterung es zulassen, möglichst noch im Spätherbst pikieren. Ab Ende Mai kann dann ausgepflanzt werden, und zwar stets mehrere Sämlinge an der gleichen Stelle. Vom fünften Jahr an können die Wurzeln geerntet werden. Sie werden gewaschen, längs aufgeschnitten wie Möhren und dann in geheizten Räumen getrocknet.

Anwendung: Bei Magenbeschwerden.

Mariendistel *(Silybum marianum)*. Die einjährige Heilpflanze, die gelegentlich noch verwildert vorkommt, fällt durch ihre hübsch gefärbten grün-weißen Blätter und durch die großen blauen Blüten auf. In der Volksheilkunde wird die Distel wegen der Heilwirkung ihrer Samen bei Leberschäden sehr geschätzt. Man sät die Pflanze Ende März/Anfang April ins Freiland bei einer Reihenentfernung von 60 cm. Innerhalb der Reihe wird auf die Breite der vorhandenen breitesten Hacke (20-25 cm) vereinzelt. Geerntet werden die Blütenköpfe, wenn sie weiße Spitzen zeigen. Man schneidet sie ab, breitet sie auf einem Drahtrahmen flach aus und läßt sie trocknen. Anschließend werden die Samen ausgedroschen. Von diesen Samen, als Tee aufgegossen, geht die eigentliche Heilwirkung aus.

Pfefferminze *(Mentha piperita)*. Unter den Pfefferminzen ist die durch Stecklinge vermehrbare Auslese Mitcham die gefragteste Sorte. Sie wird bis zu 1 m hoch. Man kann sie auch säen, von März bis Juli und möglichst an feuchter Stelle. Die Keimdauer beträgt 10 bis 20 Tage. Von der ausdauernden Pflanze kann mehrmals im Laufe des Jahres geerntet werden. Allerdings soll Pfefferminze nicht länger als 4 Jahre hindurch im selben Quartier wachsen. Trocknung auf einem Drahtrahmen an luftiger Stelle, wobei möglichst wenig Pflanzen aufeinanderliegen sollten.

Anwendung: Bei Darmträgheit, krampfartigen Verdauungsbeschwerden, bei Gallensteinschmerzen und zur Dämpfung von Bronchialkatarrhen. Pfefferminztee jedoch nicht zu lange hintereinander und nicht ausschließlich trinken. Im Übermaß genossen kann die hier benannte Sorte Reizungen der Magenschleimhaut hervorrufen.

Ringelblume *Calendula officinalis)*. Eine der wertvollsten unter den Heilpflanzen. Aussaat im März in die Saatkiste, pikieren, Anfang Mai ins Freiland. Reihenabstand 40 cm, Abstand der einzelnen Pflanzen voneinander 30 cm. Die Ernte der Blüten beginnt Ende Juni/Anfang Juli. Die Blüten werden auf einem Drahtrahmen ausgebreitet.

Anwendung: Heilsalbe (mit reinem Olivenöl ansetzen). Auf ein Leinentuch gestrichen als Auflage bei schwer heilenden Wunden. Gegen Hühneraugen und Hornhaut.

Roßkastanien *(Aesculus hippocastanum)* werden ihrer Saponine, Flavonoide und des fetten Öles wegen als Badezusatz verwendet. Man zerstößt zu diesem Zwecke trockene Kastanien im Mörser oder gibt frische zerhackt in einem Beutel ins Badewasser hinein. Vorteilhaft besonders für stark belastete Beinvenen. Selbstpflanzung möglich: Man legt mehrere Kastanien in die Erde und behält den stärksten der Schößlinge. Später Auslichten auf eine schöne Kronenform hin.

Steinklee *(Melilotus officinalis)*. Man sät die in zauberhaft gelben Rispen blühende Pflanze im Herbst in einem Abstand von 40 x 40 cm aus. Das blühende Kraut läßt sich im folgenden Jahr bis in den September hinein ernten. Die Pflanze ist eine Zierde für jeden Garten. Das Erntegut muß aber unbedingt im Schatten getrocknet werden, um das Aroma zu erhalten.

Anzuwenden: Als Tee bei Katarrhen der Luftwege, zum Baden von Entzündungen. Hierbei auch als Breiumschlag anwendbar. Steinklee hat ziehende Wirkung.

Schöllkraut *(Chelidonium majus)*. Im März im glasgedeckten Saatkasten ausgesät, einmal pikiert, läßt sich Schöllkraut in einem Reihenabstand von 50 cm und einem 20 cm-Abstand von Pflanze zu Pflanze setzen. Im Garten mäht man das Kraut, das mehrjährig ist, zweckmäßigerweise mit der Sichel. Auf Packpapier ausgebreitet darauf das Kraut in der Sonne trocknen, sonst auf Drahtrahmen im Schatten. Verwendet wird auch der Wurzelstock. Er wird getrocknet und klein geschnitten.

Anwendung: Als Tee bei Gallenblasen-Entzündungen. Blutdrucksenkend, abführend und harntreibend.

Stiefmütterchen *(Viola tricolor)*. Eine mehrjährige Pflanze, jedoch sollte man sie nicht mehr als zweimal hintereinander auf dem selben Platz halten, weil sie sonst an Wirkung verliert. Aussaat bis Mitte August im Mistbeet. Pflanzung dann Mitte September im Abstand 25 x 25 cm. Ernte im folgenden Jahr, erstmals im Mai und ein zweites Mal im Juli. Jeweils das blühende Kraut trocknen lassen.

Anwendung: Als Tee bei Wasserstauungen im Körper, bei Katarrhen der Luftwege sowie bei Rheumatismus und Gicht. Außerdem bei Ekzemen und Hautleiden als feuchte Kompresse.

Tausendguldenkraut *(Centaurium umbellatum Gillib)* ist bekannt wegen seiner Bitterstoffe. Das Saatgut kommt Mitte März in einen glasgedeckten Saatkasten. Der aufgelaufene Sämling wird einmal pikiert. Die Jungpflanze wandert samt Kasten ins Mistbeet und kommt erst im Frühjahr des nächsten Jahres nach draußen. Reihenabstand 40 cm, Abstand von Pflanze zu Pflanze 20 cm. Geerntet wird im zweiten Jahr von Juli bis September. Die Pflanzen sind blühend bei Sonnenschein zu schneiden und im Schatten zu trocknen, damit die rosarote Farbe der Blüte erhalten bleibt.

Anwendung: Als Tee bei Appetitlosigkeit und Magenschmerzen. Normalisiert die Verdauungstätigkeit.

Thymian *(Thymius vulgaris).* Dem Thymian sagt man nach, daß seine Heilwirkung schon den Pharaonen im alten Ägypten bekannt war. Thymian wirkt krampflösend und desinfizierend. Aussaat noch im März in einen glasgedeckten Pflanzkasten oder im Mistbeet. Einmal pikieren, dann Ende Mai ins Freiland verpflanzen. Reihenabstand 50 cm, von Pflanze zu Pflanze 20 cm. Da Thymian nicht leicht durchzubekommen ist, bleibt zu überlegen, ob man die Jungpflanzen nicht lieber beim Gärtner holt, davon Stecklinge nimmt oder durch Stockteilung vermehrt. Beides ist ohne weiteres möglich und weniger schwierig. Allerdings wird von Gärtnereien nur selten biologische Anzucht garantiert. Nutzen läßt sich Thymien 4 bis 5 Jahre. Geschnitten werden blühende Zweige und Blätter.

Anwendung: Als Tee bei Keuchhusten, Bronchitis, Nervenschwäche, Blutarmut und Magenkrämpfen.

Weinraute *(Ruta graveolens).* Wegen der Weinraute fragt man am besten in der Nachbarschaft herum, ob nicht ein Gartenbesitzer, der eine solche Staude besitzt, bereit ist, seinen Stock zu teilen. Dies muß entweder im Frühjahr oder im Herbst erfolgen, während sich die Stecklingsvermehrung mehr für den Sommer anbietet. Allerdings sollte man die etwas empfindliche Staude im Winter abdecken. Sie ist ausdauernd, wird 30 bis 60 cm hoch, hat gelbe, in unregelmäßigen Scheindolden stehende Blüten. Das frischblühende Kraut und die zwei- bis dreifach gefiederten Blütter enthalten u.a. Rutin.

Anwendung: Als Tee zum Gurgeln.

Ysop *(Hyssopus officinalis).* Zu den uralten Heilmitteln, die in den Kräuterbüchern des Mittelalters immer wieder erwähnt werden, gehört sicher der Ysop. Ansaat in präparierten Tomatenkisten. Regelmäßig schwach feucht halten. Pikieren und Anfang Juni auspflanzen. Abstand von Reihe zu Reihe 50 cm, von Pflanze zu Pflanze 20 cm. Der Lippenblütler liebt sonnige Lehmböden oder Gartenböden, die reichlich mit Kalk versorgt sind. Erste Ernte im Juli, wenn das Kraut blüht. Der Ysop ist mehrjährig, er läßt sich auch durch Wurzelstockteilung vermehren. Die ährenförmigen Blüten sind blau, nur gelegentlich weiß oder rötlich. Das blühende Kraut wird nach dem Schnitt im Schatten getrocknet.

Anwendung: Getrocknetes Kraut als Tee aufgießen bei Bronchialkatarrh, bei Asthma. Mit Erfolg auch bei Darmkatarrhen angewendet.

In der christlichen Lehre galt Ysop als Sinnbild von Reinheit und Entsühnung

So lassen Sie uns nun dieses kleine Büchlein mit dem frommen Wunsch beschließen, den der bekannte Kräuterpfarrer Johannes Künzle der zweiten Ausgabe seines Kräuterbuches „Chrut und Unchrut“ mit auf den Weg gab:

Der liebe Gott hat meinem
Büchlein Erfolg verliehen.
Das Volk reißt sich darum,
die alten, ehrlichen Kräuter
kommen wieder zu Ehren,
und die Mittel mit den fremden
hochfahrenden Namen in Verdacht.

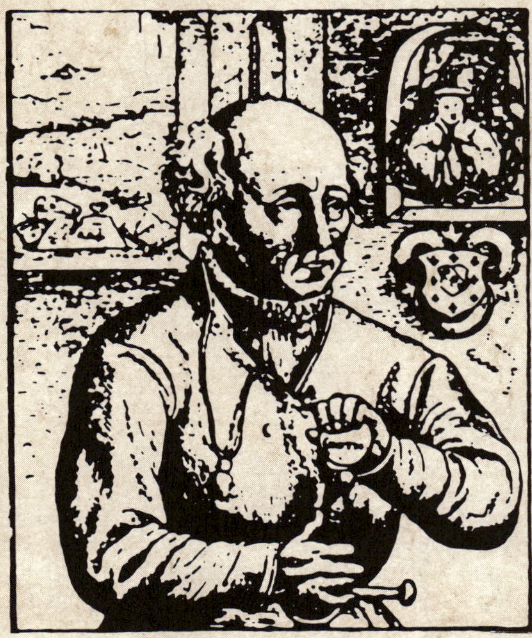

Notizen

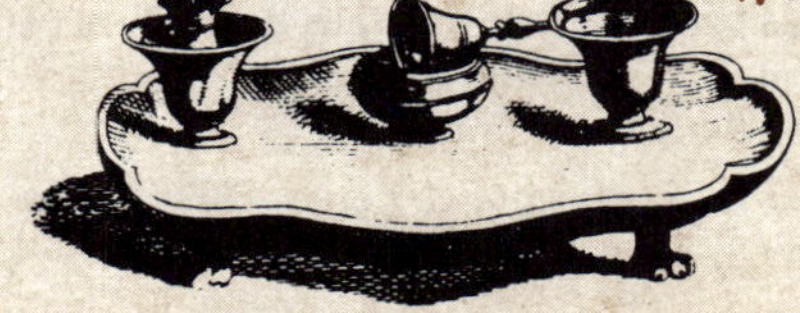

In dieser Reihe sind erschienen:

Münsterländische Küchenschätze
Schwäbische Küchenschätze
Bayerische Küchenschätze
Norddeutsche Küchenschätze
Hessische Küchenschätze
Rheinische Küchenschätze
Fränkische Küchenschätze
Romantisches Kochbuch aus Rothenburg o. d. T.
Berliner Küchenschätze
Pfälzisch-Saarländische Küchenschätze
Wiener Küchenschätze
Tiroler Küchenschätze
Salzburger Küchenschätze
Schweizer Küchenschätze
Elsässer Küchenschätze
Das kleine Backbuch für Kuchen und Torten
Das kleine Schnapsbuch
Das kleine Rumtopfbuch
Das kleine vegetarische Kochbuch
Das kleine Camping-Kochbuch
Das kleine Brotbackbuch
Das kleine Buch der Küchenkräuter
Meine Küchenschätze (Leerkochbuch)
Das kleine Kochbuch für 1 Person
Wildfrüchte – selbst gesammelt und zubereitet
Das Schinderhannes-Kochbuch
oder: **Das kleine Kochbuch aus dem Hunsrück**
Das kleine Fischkochbuch
Katerfrühstück

Fragen Sie Ihren Buchhändler oder schreiben Sie uns:
Wir schicken Ihnen gern unser Verlagsverzeichnis.